致力于中国人的教育改革与文化重建

立 品 图 书·自觉·觉他
www.tobebooks.net
出 品

THERAPEUTIQUE SPIRITUELLE ET TRADITION UNIVERSELLE

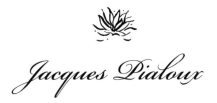

心灵治疗与宇宙传统

[法] 仁表 著　刘美伶 译　李辛 徐雅蓉 校
一刀 刘一萍 制图

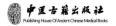

图书在版编目（CIP）数据

心灵治疗与宇宙传统/（法）仁表著．刘美伶译；李辛，徐雅蓉校．—北京：中医古籍出版社，2017.9

ISBN 978-7-5152-1575-4

Ⅰ.①心⋯　Ⅱ.①仁⋯ ②刘⋯ ③李⋯ ④徐⋯　Ⅲ.①精神疗法—研究　Ⅳ.① R749.055

中国版本图书馆 CIP 数据核字（2017）第 238438 号

心灵治疗与宇宙传统

（法）仁表　著　刘美伶　译　李辛　徐雅蓉　校

责任编辑	刘丛明
出版发行	中医古籍出版社
社　　址	北京东直门内南小街 16 号（100700）
经　　销	全国各地新华书店
印　　刷	三河市华晨印务有限公司
开　　本	787mm×960mm　1/16
印　　张	17.25
字　　数	193 千字
版　　次	2017 年 12 月第 1 版　2017 年 12 月第 1 次印刷
书　　号	978-7-5152-1575-4
定　　价	88.00 元

目 录

第一章 宇宙的生成 1

伟大传统的象征 1

埃及、中国、赛尔特、希伯来等重要传统中的 10+10+10+12 4

制造层的 10 个数目 5

能量的分配：三个元音和七个双音字母 9

碳和八面锥体：宇宙模式 14

能量的使用：十个地的能量和十二个天的能量 16

第二章 科学与治疗学 31

西方：医生朋友 31

从印度到西藏：心灵的发展与瑜伽 34

中国：能量引导艺术 37

第三章 印度科学：宇宙层次与意识载体 40

宇宙七层 40

宇宙与人：上帝的统一体、三位一体与七位一体 40

宇宙物质层里每个分层下的七个分层 43

佛哈特、原生力量、普拉纳和昆达里尼 48

周期、阶段、物种：退化与演化 52

第四章　中国科学：宇宙中与人体内的能量　59

　　阴与阳　59

　　万用运算宝典：从河图到易经　62

　　生成、结构、运转　63

　　表与里　68

第五章　西方科学：小宇宙、中宇宙、大宇宙　72

　　小宇宙　72

　　中宇宙　93

　　大宇宙　102

第六章　脉轮、奇经八脉内分泌腺　114

　　万用方程式　114

　　脉轮（Chakras）　117

　　灵性演化与灵魂成长　130

第七章　炼金术重要使命的三阶段　134

　　蜕变—转化—变形　134

　　黑色使命、白色使命、红色使命　148

第八章　中国的生肖　156

　　天与地的能量　156

　　命运四柱　161

　　动物、星座、月亮、四季之歌　172

　　从《易经》到秘名　174

第九章　秘传星相学　176

　　宇宙在星相学中的影响　176

宇宙在秘传星相学中的影响　177
光、星体与星座　187
不同等级的主宰　193
从秘传学宫位到各等级宫位的变化　194
三个十字形　198
大熊星、昴星团、天狼星　201
神圣星体与非神圣星体　207
人格的星相与灵魂的星相　211

第十章　能量病理学与秘传病理学　213
内伤与外邪　213
心灵的演化与疾病　221

第十一章　治疗师与疗法　227
内在的演化：个体化—启蒙—视为一体　227
人格的整合与一致性　228
痊愈的艺术　229

第十二章　磁力作用与照射效力　237
灵疗的规则　237
治疗的准备模式　243
治疗程序的模式　247
灵魂是形态的内在治愈者　250
根据五行法则的脉轮治疗　252
光疗程序的准备模式　255

参考文献　257

第一章　宇宙的生成

伟大传统的象征

无论是中国的传统，或是印度、埃及、希伯来、赛尔特、希腊、拉丁等传统，基本上这些传统都将我们淹没在一个比一个更具象征性的信息流中。希腊或维京的诸神和英雄、中国或印度神话中的皇帝与国王，乃至赛尔特森林中的精灵和巨人……结果是异曲同工：曲调极为动人，但要了解它们的和弦却又是另一回事。

因此，我们有必要舍弃所有大量而杂乱的次要元素，因为它们只会遮掩住呈现在我们眼前的事实。然而，要做到这点，是否有一本指南、一本说明书能够帮助我们厘清真相？初步看来是没有，因为即便是一篇最浅显的文章，其本身都已被锁码，到头来和其他文章一样晦涩。其实，有一本仅有数页的手稿，写在公元第二世纪末期，书名叫《数的形成》（Sepher Ietzirah）[1]。其用意何在？想必是为了以最小的空间尽可能容纳最多的讯息，因此，按理说应该一点都不累赘。

当这本属于犹太神秘哲学卡巴拉的手稿出现时，古代的世界正不断地发

---

[1] *Sepher Ietzirah*（《数的形成》）第一章-1-2，Mayer Lambert（梅耶·兰贝）译自 Enel（埃内乐）著作：*La Trilogie de la Rota*（《罗塔三部曲》）

生变化：罗马帝国扩展到当时人们所知的世界尽头，但不久即面临瓦解的命运。公元70年，耶路撒冷的圣殿被摧毁，公元133年，犹太人被赶出巴勒斯坦，从此展开了18个世纪之久的漫长旅途。一个全新的纪元正处于孵化阶段，而基督徒于古罗马皇帝塞普蒂米乌斯·塞维鲁（Septime Sévère）时期开始遭到迫害，他们在避难时做弥撒的墓穴隧道墙上偷偷画下了双鱼星座的记号。

一切呈现的是混乱、转化、改变……过去从未被写下来而仅靠信徒传给弟子的事件，现在都应该加以记录，以便永远流传给后代。然而，若所有的真相可以被说出来，书写的形式却不得随便。《数的形成》的作者在传统上忠于书记或雕匠、木匠或金银匠等前辈的珍贵方法，知道如何叙述一个含有双重或三重秘密的故事。唯有拥有解密之钥的人才能真正了解其中的含意。

实际上一切都已昭然若揭。唯有在附属于每个数、每个字母、每个词、每个句子中的符号体系里才能找到其中的秘密……，因为所有的秘密就在那里，在它们的诠释与它们的使用方法中。

一些编码的特殊技术因而派上用场，在传统的潮流中全都与一个共通的、浅显的事实相连。只是，非内行的读者根本无法识破这些技术：太过于明显的反而视而不见。结果那些数值法、模拟法、对换法、哲学式缩减法、加成法、重排法，甚至诸如五角星、六角星或七角星的特殊字段转换法，都是需要去发现和推翻的障碍，才能在那些炼金术的文章所形成的迷宫中继续前进。

一个数值可能与每个字母有关连。加上对应的数后，便得到一个总数，而这个总数以其本身组成的数字加总后，便可被缩减：例如，根据圣约翰的启示录，144的总数是人的数字，用哲学缩减法便等于9（1+4+4）。透过模拟法，附属在数目上的种种象征便可将一系列看似差异极大的功能或物品串连起来，只是需以同样的程序进行——如九个缪斯女神或九个抱烛天使，或甚至是九个天球和怀孕的九个月。

若进一步运用模拟法，则可用重排法来进行。一个数字系列，例如从1到7，可以等于另一个系列，该系列的第二个数是第一个数的双倍，第三个是第二个的双倍……第七个是倒数第二个的双倍：一等于1，二等于2，三等于4，四等于8，五等于16，六等于32，七等于64。用逻辑渐进法可将几个系列串连起来，它们看似没有直接的关系，但却能针对同一个事实而为不同的层次下定义。我们在后面的章节中会看到在中国《易经》上的直接应用。

"重排"一词在某些情况下也意味着一个字段解密法被用于更换同构型整体中各元素的位置，特别是十字形或星形的字段。

对调法可让一个或数个特定系列中的不同元素、字母或符号二对二、三对三、或四对四等相遇，即第一个字母对应所有其他的字母，第二个对应所有其他的字母，第三个对应所有其他的字母等，或是第一个对应本身和其他字母，第二个以此类推。这些对调陈列了字母或符号之间、在不同分析层时所代表的振动、能量等关系的一切可能性，而且这些分析层越来越深入、越来越多样化、越来越繁复[1]。

其实，若加上针、蛋和四季豆也不足为奇，因为宇宙的篮子有时与家用的菜篮子极为相似。两个都代表一个看似混杂、但实际上却有一致性的一个整体。因此用一千零一夜的神话想象力，能让我们在一个篮子里发现一只骆驼、一座伊斯兰教的宣礼塔、一只大象、一棵猢狲树、十只龙虾、一个首都、二十座皇宫和三十六只海胆，同时还有黄道带36星宿的72个天使和12个

---

[1] 以4个核碱基来代表遗传密码的64个三联体，就是一个直接应用的例子：TTT-TTG-TTC-TTA-TGT-TGG……

星座[1]。

埃及、中国、赛尔特、希伯来等重要传统中的 10+10+10+12

总之，有了我们刚刚提到的几个入门之钥，《数的形成》这本书的好处在于一旦解开密码，它便会明确地带给我们所有创世的蓝图，不仅有宇宙本身的创造起源，同时也给了我们它的功能蓝图。

我们应从三个层次去看待，可说是从生产者到消费者……从上帝到人类！这三层无论是产品的制造（第一层）或是分配（第二层），乃至成品的使用或消费（第三层）都像一个工业与商业组织。《数的形成》明确指出"经由这美丽、周详的三十二条道路，'拉'（上帝）……用三个编号、文字、数目、语言来勾勒出他的宇宙。十个非物质的数目。二十二个基础字母：三个元音，七个双音，十二个单音字母"。

因此，三个编号符合对三个阶层的各个分析：

- 第一层由该 10 个数目和其连带说明来下定义。
- 第三层由 22 个基础字母来下定义，且有辅助说明的特定数。
- 第二层要借用第三层的十个构件，每个构件都各有两个形态：确实，上述的三个"母"字母在秘传学隐语中指的既是妻子又是母亲，其实和日常用语相同。作为母亲，她的角色是第二层，亦即分配层；作为妻子，她的另一个角色则是第三层。至于七个双音字母，顾名思义也是同样的情形，因此在第二层与第三层各扮演一个不同的角色。

---

[1] 嘘！别告诉任何人：1 个篮子 +1 只骆驼 +1 座宣礼塔 +1 只大象 +1 棵猢狲树 +10 只龙虾 +1 个首都 +20 座皇宫 +（3×12）只海胆 =36 星宿（12 个星座各有 3 个）的 72 个天使，正代表了黄道带的 360 度。

心灵治疗与宇宙传统

总之，若"拉"（lah[1]）是经由"三十二条道路勾勒出他的宇宙"，我们由此可察觉到这个整体对应了四十二个形态：

- 第一层为制造层：10 个数目。
- 第二层为分配层：10 个字母，其中 3 个为元音，4 个为双音。
- 第三层为使用层：22 个字母，亦即 3 个元音（妻子），7 个双音和 12 个单音。

因此根据三个方式，"神的美丽与智慧的三十二条道路"的钥匙即将以最朴实、最纯净的方式传递给我们。这些钥匙是"传统"之钥，可追溯自古埃及文明的最初，而摩西和他的子民也是这个文明的继承者。

制造层的 10 个数目

一开始有原料的供应、原料的转化，接着是转化后的成品制造。因此，首先要谈到该功能和这一层的前四种能量形态的定义："过去只有不可知的、难以言表的、深奥的事物，我们无法命名、也无从想象的造物主，即 Ayn-Soph。"中国传统中的"无"也有同样的概念，即难以识透、无法言喻的空，与古冰岛埃达（Eddas）的神话传说（Voluspa）中所提到的"虚空"（Ginungagap）有同样的境界[2]。

然而，在进一步探讨之前，出现了一个最根本的问题：什么是能量？"是一种建立在物质元素之间的相互作用或力量。"科学这么告诉我们。而科学

---

[1] 拉（lah）或上帝
[2] Régis Boyer（雷吉斯·鲍伊尔）与 Edith Lot-Falck（艾迪·洛—法克）著作：*Les Religions de l'Europe du Nord*（《北欧的宗教》）

界已辨识了四种相互作用力：核子间的强相互作用力和弱相互作用力，电磁相互作用力和万有引力。每一个作用力皆由一个信使负载，信使则创造出一个波性质的磁场、一种振荡。这种振荡的特性乃由它的频率（每秒振荡次数），振幅（强度）和方向（来自何方、去向何处？）来界定。最后一个形态，亦即方向，其本身就是电磁场和引力场的作用。

就传统而言，能量是生命之"气"[1]，中国人所说的"气"的特性是由一种性质（与频率有关，同时也开始有了形状的概念）、一种数量（它的幅度、强度）和作用点（当然本身与它的来源有关，所以与它的方向有关）来界定。除此之外，在传统的观点中，作用与能量在同一个研究角度或同一个定义里往往不可分割，而且合而为一，就这点而言，科学家们可能不认同这个看法。

让我们再回到起始点。根据《数的形成》一书，在虚无之外的第一个表现形式、第一个本源、第一种能量乃"一是中心，是上帝的圣灵"；第二个本源直接来自圣灵，形成以太，即圣灵之气；第三个起源是以太之水；第四个是水之火。这些混合了灵修和秘传学象征，且深奥难懂的文字到底要表达什么？

实际上，这正如有人告诉我们，自一个中心的、根本的能量开始——无论圣灵或生命——有三个彼此互补的能量即将介入，它们分别是气（Ether）、水与火，就好像一个三维空间的三个主轴，其中心是交点，但最根本的是，这个中心是一切的起源。

因而，我们发现到，这四种能量完美地预示了被应用于任何一个内燃机并转化的那些能量：的确，一个发动机内部有一个燃烧室，呈中空状，可容纳变化不定的压力（圣灵或生命的运转），在燃烧室中加入助燃剂，其属

---

[1] 气的拼音为 Qi。

于"空"的内在空气（以太[1]），接着加入燃料（水），最后加入电火花（火）。这些全是它运转功能所需要的元素。

最古老的埃及传统，或许要追溯至一万两千年前左右的狮子座纪元，它也告诉我们，在万物起源时存在着四种能量：Toum，是太阳神"拉"（Ra）的光明本源，同时也是"拉"的圣灵；Her，是圣言的光明统一者，即圣灵之气；Rouha，是光明的黑暗；Herou，是白日之光。

然而，最后的两个本源各有一个多重的意义，其预示了宇宙间日夜对立却又互补的周期性能量，而前两个本源始终在一个无法分割的"一"之中。

让我们追溯到至少五千年前，中国的伏羲传给后代一个极为相似的知识，其相似的程度令我们不禁联想到它是否来自同一个起源。

中国道家传统建立了一个清楚的模式，从"道"开始，道是一切形态的开端，接着是混沌变化的"太一"，在太一的阶段中力量尚未展现；"太初"，是力量的开始；"太始"，是力量的应用，形体自其而生，是最原始的创造，物质由原始创造中出现。

对此，中国存在着另一种看法，认为太一乃元气之始，是所有万物的第一个本源。随之而来的是道（光明？）、是流，是太一的创造思想，接着是阴阳两个本源，是黑暗与光明的观念。

因此，埃及或中国的四个最初本源的象征与希伯来卡巴拉的象征相吻合。它们都预示了那些最根本的元素，首先是圣灵，所有一切存在的第一个本源，即宇宙的生命；接着是道、流，是创造的思想，是光。同样地，以太是圣灵之气，最后是具有对立与互补性质的本源，即黑暗与光明，象征着水的深沉与火的耀眼光芒。

---

[1] 以太，圣灵之气。变化的气压与其密不可分。

四种能量（三加一）因而存在于所有的创造之中；然而对于结构、壳体依然需要明确地给予定义，才能转化能量，以便制造出一个成品，并于分配后被使用。

《数的形成》已清楚地指示这些结构将根据明确的方位来放置：

"第五个本源，高度，向上"

"第六个本源，深度，向下"

"第七个本源，东方，向前"

"第八个本源，西方，向后"

"第九个本源，南方，向右"

"第十个本源，北方，向左"

这十个本源被揭示后，过了十个世纪，生命之树（Arbre des Sephiroth）终于在卡巴拉学者的世界里开花结果。对希伯来的圣经卡巴拉而言，创世的潜在框架已有了它的中心、三个主轴（换句话说有四个潜在能量）和六个明确的方位。

古埃及以诗篇的形式来教导后世这个观念，同样也很具代表性。实际上圣灵 Toum，亦即刚刚提到"拉"（Ra）的光明本源，让天神处女努特（Nout）受孕，生下了天上派来的欧西里斯（Osiris）。努特的丈夫盖布（Geb）是大地之神，他阶段性地完成了作为父亲的任务，培养了南方的主宰欧西里斯成为日后世界的导师。与此同时，盖布与努特生下了三个孩子，他们是天与地的结晶：艾西斯（Isis）、奈芙蒂斯（Nephtys）和塞特（Seth 或 Typhon），他们分别是东方、西方和北方的主宰。这里再次地，一个三维空间的六个方位自中心点开始发挥作用。

至于中国人和伏羲则偏向于明确指出四个方位基点，即介于天与地之间的宇宙四柱的各别性质：

"第五个本源是天，向上"

"第六个是地，向下"

"第七个是负责统治的人，向南"

"第八个是体，北的性质"

"第九个是精，东方的性质"

"第十个是形，西方的性质"

但这十个本源依旧是"潜在性"！

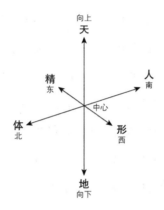

正是因为有此需要，因此"宇宙大爆炸"以两种能量和八个附属的力量启动了我们的宇宙生成。

能量的分配：三个元音和七个双音字母

到目前为止，《数的形成》仅利用了前十个数目，从现在起则是用神圣的字母作为创世的基础。该字母表包含了二十二个字母，分成三个元音字母，七个双音字母和十二个单音字母；我们上述已提过，三个元音字母和七个双音字母各有一个双重意义：第一个作为分配层的成分，第二个是所有二十二个字母都同时参与能量分配后的使用。

《数的形成》的作者刻意不明确地给予某些指示，以防止无知者或无神论者获得这个知识，而卡巴拉以三个元音和七个双音字母来补充这两个意义的其中第一个：

- Tau　　美丽，中央圣殿，整个宇宙建立其上的基础，完美造物主的不朽本源（离心的能量）。
- Aleph　空气，圣灵和宇宙物质之间的联系（向心的能量）。
- Mem　　接收性的水，羊水，阳性和阴性本源的结合。
- Schin　创造性的火，创世的第一天：光明与黑暗。
- Beth　　智慧，创世的第二天：天之水与地之水。
- Ghimel　财富，创世的第三天：活动，水，地，植物。
- Daleth　繁殖，创世的第四天：天体，白天和黑夜。
- Gaph　　生命，创世的第五天：鱼和鸟。
- Phé　　 支配，创世的第六天：兽类与人类。
- Resch　和平，创世的第七天：完成。

就这样，两个根本的能量和八个创世的力量以这些形式表现出来。

在埃及，很可能是九千到一万年前，相当于巨蟹座纪元期间，揭示了大自然形成的各种法则（能量的分配法则），即两极化的法则、极性的法则。

传说中，最初始有一条名为 Kem Atef 的蛇神，即"伴随着气的一"，接着出现其子 Ir Ta，即"大地的创造者"。也就是经由气、从原料扩张的两个根本能量，接着收缩以便将宇宙中散乱的大地物质予以集中、增加密度。它们是离心和向心的、彼此对立却又互补的两种能量，一切形式的根本元素因而得以呈现在我们眼前。

不仅如此，在神话中，这两条蛇神生下了最初的八个神祇，即八个功能性本源、八个附属的力量作为补充。这些青蛙神和蛇神，四公四母，是Khmounou城的象征，即"天庭八处的守护城"，也就是日后的赫尔莫普利斯（Hermopolis）城，这个知识与宗教信仰因而永远保存在人类的记忆中：

- Houh 与 Hauhet，精华—光明本源
- Kouk 与 Kauket，物质—黑暗本源
- Niaou 与 Niout，天庭濡养之水的奥秘本源
- Noun 与 Naunet，原始混沌之水的永恒本源

再一次地，离心和向心的两种能量被赋予象征，第一个以四个青蛙作为象征，它们就像牛蛙般，将体积膨胀至三倍大来发出哇鸣；第二个以四条蛇为象征，正如将猎物卷缠在身体环节间的蟒蛇。

在中国，伏羲为了要将同类型的知识传递下去，于是发明了二进制！几千年后，莱布尼兹将它发扬光大，让西方人唾手可得……因为，电脑计算就这样问世了！阴爻为 ——，代表离心的能量；阳爻为 ——，代表向心的能量。在计算机语言的二进制中，阴等于 0，而阳等于 1[1]。就这么简单，两个笔划而已，不过还得想得到。接着阴会与阴本身和阳进行排列组合，阳亦同理：

| 阴-阴 ⚏ | 阳-阴 ⚎ |
| 阳-阳 ⚌ | 阴-阳 ⚍ |

四象为二爻上下重迭，由下往上读，是黑暗与曙光、光明与暮色的四个根本能量，是二至点与二分点的力量。它们各有阴阳的极性，对应八个附属力量，即八个功能性本源、埃及天庭的八处，以确保阴阳能量在三维

---

[1] 莱布尼兹写给在中国传教的 Bouvret（布韦）神父的一封信，日期是 1697 年 10 月 18 日，现保存于柏林博物馆。

第一章 宇宙的生成

空间里的分配。极性的法则，即阳爻或阴爻在四象中的排列组合，是要让这四个根本的力量也各有其阴、阳性，以便从二维空间变成三维空间[1]：

☷ 地	☶ 山
☵ 水	☴ 风
☳ 雷	☲ 火
☱ 泽	☰ 天

这八个力量持续不断地在彼此之间相互影响和调节。就大自然而言，它们对于创造生命有决定性的作用[2]：

"雷引起事物的运动：雷是震动。

风引起分散：风是温和。

雨引起湿润：雨，或水，是深奥。

太阳引起发热：太阳，或火，是依附之物。

制动引起停止：山是静止。

愉悦引起快乐：泽是愉悦[3]。

创造者引起支配：上天是创造者。

接收引起庇护：地是接收[4]。"

---

[1] 阴、阳二爻＝一维空间：两个方位的一个线形；四象＝二维空间：根据垂直的两轴和其四个方位定义出一个平面；八卦＝三维空间，例如有八个顶点的一个立方体，或有八个面的一个八面体。

[2] Richard Wilhelm（李察·威廉）与 Etienne Perrot（埃田·贝洛）的著作：Yi King（《易经》）。

[3] Jean Choain（容·寇恩）的书中形容是"轻雾自湖中上升"：Introduction au Yi King（《易经介绍》）。

[4] Chouo Koua：discussion des Trigrammes（说卦：八卦的讨论）第二章—4—Huitième des 10 Ailes ou commentaires traditionnels du Yi King（易经传统十论之八）

对于大自然的形成，在应用对立法则与生成法则的过程中，这两个根本的能量和八个附属的力量成了不可或缺的中介。但它如何运作？为了要知道答案，只需利用空间来呈现我们刚刚发现的特点。事实上，一切都摆在我们眼前。我们只需根据一个绝对的逻辑去看待接续的发展、生命的孕育和诞生。

让我们回到最初，回到"中心"。

自中心的形式出现了三个层面，类似一个三维宇宙空间的三个轴向，其中六个方向说明了它们的方位；它就像是一个框架，但依然是一个空虚的框架，十个本源依旧只是潜在性。

随着第一层的十个潜在表象（一个中心＋三个轴向＋六个方向）的存在，第二层出现了，它由两种根本能量和八个附属力量所组成，换句话说，是分配层、制造层。

这两种能量是离心的能量和向心的能量。第一种能量来自中心，向每个方向扩张，渐渐地充满整个虚无，充实了整个框架。第二种能量也来自中心，它在第一种能量于扩张的活动开始枯竭时介入，意在反回原点。因此，自第一种能量而生、具有向心力的第二种能量所表现的是一种收缩的能量、是表面的张力（宇宙的表皮），它不断地寻求与离心的、对立又互补的能量取得平衡。如此便产生了一个球体：

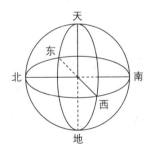

三个互相垂直的面，即一个平面，两个立面（北—天—南—地，东—天—西—地），三个面构成了一个三维空间；它也像是一个被切成上下各四瓣的

橘子，换句话说，是八个附属力量、是中国的八卦、是古埃及天庭的八处、是创造的八个力量，它们直接源自向心和离心的两种能量、源自两者间的相互作用，同时也是这两种能量的体现。

实际上，创世的过程并不就此打住……首先我们注意到，球的表面和平面与北南、东西的两个立面产生若干交叉线。也就是说，若向心的能量大于离心的能量，而天、地、北、南、东、西等六支点固定不动，则我们的橘子表面会收缩紧绷，就像一面鼓皮沿着交叉支撑的边缘绷紧。

碳和八面锥体：宇宙模式

呈现在我们面前的不再是一个球体，而是一个八面锥体，即便如此，它的几何结构并未改变。

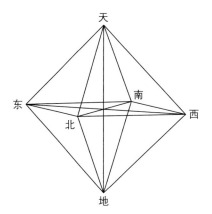

我们刚刚轻易地就把它转变成一颗钻石，一颗纯碳自然结晶时所呈现的天然多面体，而碳正是构成我们生物界的基础元素[1]。现在我们将这颗钻石的八个面抛光，并把它投向太空，使之成为太阳的一颗卫星。这颗钻石

---

[1] 我们知道碳原子也具有相同的几何结构：两个较接近核心的电子，加上四个较远的电子！

从此开始自转，同时也像地球一样围绕着太阳公转。这两个旋转动作不停地改变着钻石表面朝向太阳光源与热源的方位。面向光线的那一面会变热；处于阴暗处的背面则变冷。

温差会自动造成能量的传递，是一种能量的流动。然而，大家都知道，要输送能源，例如电力，高压电线是必要的。同样地，在我们的八面体中明显的有十二条力量线，即十二条高压线来进行这项工作，那就是钻石的十二条棱。

我们已经发现了最后一个功能，即能量的使用功能，或至少是可以明显看到能量使用功能的十二个表面部分，也就是支撑绷紧八面锥体外皮的十二条力量线。事实上，能量使用功能还存在着另一个部分。它是一个内在功能，包含了十个构件。由于它们处于内部，因此当然无法从外面看到。因此，不仅《数的形成》的后续，加上那些重要传统，乃至于我们身处的宇宙结构，三者都会在后面章节中确认，有二十二个基本构件使用所制造并分配的能量。

让我们再回到之前提到的八个附属力量、天庭的八处。一个八面体由八个小四面体所组成，它们正是由三个连续极性所创造的三维空间的最好证明：

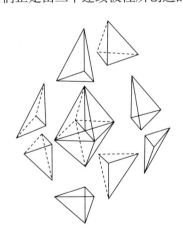

第一章 宇宙的生成

- 两爻各为天与地。
- 四象为四个方位。
- 八卦为组成八面体的八个四面体,将中心与外围连接起来。

因此,离心和向心的、扩张和收缩的、阴与阳的两种能量关系到带有方向的八个结构体,它们是由这八个结构体来负责配送。现在我们只需去探索它们的使用和应用点。

《数的形成》已清楚地告诉我们,二十二个神圣的字母(3+7+12)和其振荡将是因子。

一开始我们先介绍了创造法则十个抽象的、非物质的数目,接着分析了十个功能性的字母,现在轮到"创世基础的二十二个字母"。其乃在大自然和人体中的法则应用,以及天体星座在苍穹中的律动,也就是从古至今为人们所知的七个"星球",包括太阳和月球,加上最近发现的三个,以及十二个星座。这就是一般观测者所知道的宇宙。

能量的使用:十个地的能量和十二个天的能量

"三个元音,七个双音和十二个单音字母"是构成"一切被创造和一切应该被创造的事物"[1]的基础:

1—Aleph	值1	12—Lamed	值30
2—Beth	值2	13—Mem	值40
3—Ghimel	值3	14—Noun	值50
4—Daleth	值4	15—Samech	值60

---

[1] *Sepher Ietzirah*(《数的形成》)第二章

5—Hé	值 5	16—Haïn	值 70
6—Vau	值 6	17—Phé	值 80
7—Zaïn	值 7	18—Tzadé	值 90
8—Heth	值 8	19—Coph	值 100
9—Teth	值 9	20—Resch	值 200
10—Iod	值 10	21—Schin	值 300
11—Caph	值 20	22—Tau	值 400

然而，二十二个字母中的三个元音，即 Aleph、Mem 和 Schin（第一个，第十三个和第二十一个）在宇宙中与空气、水和火有直接关系，它们在宗教的造物词语、三位一体的词语中指的是最初始的振荡。但"天来自火，地来自水，气来自原神以太，而天处于两者之间"。

由此，我们得知，气是本源（Aleph），来自原神以太，即圣灵的气息。它将水与火分开，又将它们结合在一起。我们也得知从本源之水诞生了地球，从火诞生了天。这些正是创世基础和一切表现形式的西方五行。根据也是古埃及传统继承者柏拉图的理论，这五行相当于五个规律的五面体，即五个自然生长的完美几何形状的晶体[1]：

- 火，即字母 Schin，对应四面体，带有三角形的四个面。
- 土，对应六面体，带有正方形的六个面。
- 气，即字母 Aleph，对应八面体，带有三角形的八个面。
- 天，对应十二面体，带有五边形的十二面。
- 水，即字母 Mem，对应二十面体，带有三角形的二十个面。

---

[1] *Platon*：*Le Timée*（《柏拉图对话录》）

二十面体-水

努特
Nout

十二面体-天

八面体-空气

Shou
舒

六面体-地

盖布
Geb

四面体-火

达文西于 1496 年就是利用这些形式的变化来为卢卡·帕西欧里[1]的著作《神圣的比例》插画。

继上述三个元音之后，现在我们一方面可看到宇宙的极限，另一方面可看到七个星体及其符合人性的上一层，加上先前提过的七个双音字母，每一个象征两种概念：

- Beth： —智慧　　—愚蠢
- Ghimel： —财富　　—贫困

---

[1] Fra Luca Pacioli di borgo San Sepolcro（卢卡·帕西欧里）：*De Divina Proportione*（《神圣的比例》）

- Daleth：　　　—繁殖　　　—不育
- Caph：　　　—生命　　　—死亡
- Phé：　　　—支配　　　—奴役
- Resch：　　　—和平　　　—战争
- Tau：　　　—美丽　　　—丑陋

他们根据七大方向来定位，且将固定不变："Beth, Ghimel, Daleth, Caph, Phé, Resch, Tau"相当于上与下，东与西，南与北，而圣殿则位于中央来支撑一切。

Tau是之前提及分配系统的中央圣殿，是绝对造物主的不朽本源，四周有其他字母相调和。

此外，若这七个字母为双音，正是因为它们有两个功能：第一个是功能性字母，我们刚才已看过，它们是造物主和其所创造的万物的中间桥梁；第二个是振荡，它们属于表态的二十二种能量。在这两种情况中，三个字母与它们相关，因为这三个字母既是妻子，又是母亲，因此它们也各有两种功能。

由此，在七个双音字母的第二个方面上，造物主将它们予以"勾勒、塑造、进行一些排列组合、秤重，并利用它们在世界中创造了七颗星星，在时间中创造了七天，在男人与女人的身体中创造了七窍"[1]。

---

[1] *Sepher Ietzirah*（《数的形成》）第四章—3 和第四章—5

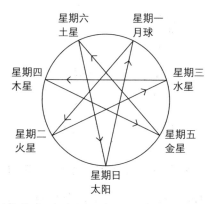

　　七个被创造的星体依序为土星、木星、火星、太阳、金星、水星、月球，这个顺序说明了它们的特性，即原则上是从最慢到最快。这个顺序与七角星的顺序相同，也就是远古时代，无论是在占星术或炼金术中，占星家们所运用的顺序，特别是为了七个星体（恒星和行星）的相似处而设定密码，如此便可掩盖其真实的意义。其实文章本身已说明有重新排列的情形，因而不足为奇。

　　同样地，从这个顺序（宗教骑士团所信仰的巴佛梅）来看，一周的七天因而得名且排列而成，同时也认定了西方三大宗教里的圣日：在火象星座的牡羊座纪元里（太阳纪元），每一周的第一天为星期日，是太阳之日，而星期六是犹太教的安息日，即主日；在水象星座的双鱼座纪元、即潮湿的、月的纪元里，第一天是星期一，而基督教的上帝之日是星期日；至于伊斯兰教，一切都归土星掌管：因此每周第一天是星期六，而圣日为星期五[1]。

　　让我们再回到双音字母、回到日子与星星。在《数的形成》的文章中提到，它们形式是刻意被混淆，以便难以捉摸。由此，带有象征的七个双音字母

---

[1] 土星与铅有关，它是 Thot Djehouty（托特）的金属。托特亦是古希腊的 Hermès Trismégiste（三倍伟大吓耳墨斯）。因此土星是"一与二的结合者"的象征，是三大宗教信仰者的统一者，有着相同的来源，即 Abraham（亚伯拉罕）。

和七颗星星或星球之间的相似关系，只有知道如何使用带着七个角的炼金术之钥者方可理解。仅管如此，还得事先破解暗藏真义的谜语，这个谜语藏有如何进行的解说方法。作者将一系列的石头重新排列变成一系列的房子以作为掩盖真相的薄纱[1]：

- 两块石头建造两间房子
- 三块石头建造六间房子（即 $2 \times 3=6$）
- 四块石头建造二十四间房子（即 $6 \times 4=24$）
- 五块石头建造一百二十间房子（即 $24 \times 5=120$）
- 六块石头建造七百二十间房子（即 $120 \times 6=720$）
- 七块石头建造五千零四十间房子（即 $720 \times 7=5040$）
- 一直继续算到你的口念不出来、耳朵听不到的数字

它究竟要让我们知道什么？我们只得到了一把钥匙，用它来发现藏在说明之后的某个真实星球。每个人都可以是秘密的发现者，但要做到这点，必须去证明他有能力去计算！其好处在于将我们所获得的四个参数细节考虑进去，而就我所知，这种诠释直到目前尚未被公开发表过：

- 星球的顺序，根据七角星而来（已经看过）
- 星球的顺序，根据我们接下来在《数的形成》第四章七至十三段所要研究的说明
- 一星期七天的顺序，从星期日开始（已知的顺序）
- 所用的这把钥匙的定义，根据从石头到房子（上述的说明）的对换

---

[1] *Sepher Ietzirah*（《数的形成》）第四章—15

结果

因此，从最后一个参数开始，可以用下列方法来进行：

- 两块石头建造两间房子，等于 2
- 三块石头建造六间房子，等于 6
- 四块石头建造二十四间房子，等于 6（因为缩减法 2+4=6）
- 五块石头建造一百二十间房子，等于 3（因为缩减法 1+2+0=3）
- 六块石头建造七百二十间房子，等于 9（因为缩减法 7+2=9）
- 七块石头建造五千零四十间房子，等于 9（因为缩减法 5+0+4+0=9）

因此总共为：2+6+6+3+9+9=35=7×5

换句话说，为了在下述文章中与各七个字母对应而找出真正的星星，需要从所描述的各七颗星星加上五个距离，或五个方格，就像跳鹅游戏般。为此，我们可利用七角星以顺时钟方向（传统中创造的方向），即与习惯的读取星期日子的方向相反：作者（即编密码者）确实指出一星期七天的顺序，而与这个顺序相对应的不是圆圈，而是圆圈内的星形。

- 星期天　　　　Beth 主宰智慧和愚蠢，居上，
  创造出右眼与月球　　　+5= 水星
- 星期一　　　　Ghimel 主宰财富和贫困，居下，
  创造出右耳与火星　　　+5= 木星
- 星期二　　　　Daleth 主宰繁殖和不育，居东，
  创造出右鼻孔与太阳　　+5= 火星
- 星期三　　　　Caph 主宰生命和死亡，居西，

　　　　　　　　创造出左眼与金星　　　　　+5= 太阳
- 星期四　　　　Phé 主宰支配和奴役，居南，
　　　　　　　　创造出左耳与水星　　　　　+5= 金星
- 星期五　　　　Resch 主宰和平与战争，居北，
　　　　　　　　创造出左鼻孔与土星　　　　+5= 月球
- 星期六　　　　Tau 主宰美丽和丑陋，居中，
　　　　　　　　创造出口与木星　　　　　　+5= 土星

　　因而，与七个双音字母相关的问题已获得解决。但三个元音与其相连，我们已重复多次，这三个元音既是妻子，又是母亲："气、水、火来自她们，父亲来自气、水、火，孩子来自父亲"[1]。然而，三个母亲以圣灵来对应神界的振荡，以灵魂来振荡灵界，以身体来对应有形的物质界：

- Aleph 主宰气、黄色、胸部。龙为其象征。龙为三大领袖之一：龙位于中央，像一个在宝座上的国王，静止不动，却见证一切的存在。
- Mem 主宰水、蓝色、腹部。心为其象征，即第二个领袖：心位于身体内，像一个参加战争的国王，具有启发式的被动性。
- Schin 主宰火、红色、头部。球体为其象征，即第三个领袖：球体位于一年中，像是一个国家里的国王，顺从周期与节奏，以及心理—物质的脉动。

　　这就是三千年前早已预感到的三种能量，而且这三种能量有一天终将以完美的星球形态出现。无疑地，我们可以假设，当时尚未被发现的三个

---

[1] *Sepher Ietzirah*（《数的形成》）第三章—1

星球，即天王星、海王星和冥王星，是这三个元音字母的创造物，像前述的七个星球般，由七个双音字母所创造，而且以同样的方式振荡：

- 天王星，气象星球，由元音 Aleph 所创造，于 1781 年 3 月 13 日被威廉·赫歇尔（William Herschel）所发现。解放人民的新精神似乎来自其中，同时间有启蒙时代所承传的创造力。
- 海王星，水象星球，由元音 Mem 所创造，是宇宙灵魂整合、共鸣的本源，也是宇宙生命活力同体的本源。海王星是约翰·伽勒（Johann Galle）利用勒维耶（Le Verrier）的计算而于 1846 年 9 月 23 日所发现。
- 冥王星，火象星球（其掌管巨蝎的水之火），由元音 Schin 所创造。它主导物质的重要变化，以及原子世界和体内深处如火般的红。冥王星是汤博（C.W.Tombaugh）于 1930 年 2 月 18 日所发现，亦即发现海王星的八十四年之后。

总之，这就是两个恒星和八个行星，在黄道带十二星座的背景中仿佛围绕着第十一个星球，即地球。

而现在是谈到这十二个星座的时候了。神圣字母中的后十二个将告诉我们与它们各自对应的十二个对角边界，其中指明了十一个。第十二个却未提及，即上—北；我们之后会有机会提到。这十二个边界在东、南、西、北方以每三个为一组，以此顺着太阳的周期，从清晨到黄昏、到黑夜，并自黑夜中诞生了一道新的曙光：

"十二个对角边界：上—东的边界、北—东的边界、下—东的边界、上—南的边界、南—东的边界、下—南的边界、南—西的边界、上—西的边界、下西的边界、北—西的边界、上—北的边界（未提及）、下—北边的边界：

它们直到无穷尽，这就是世界的边界"[1]。

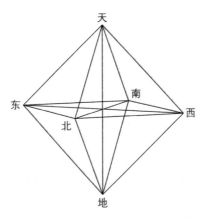

通过八面体钻石（空气的柏拉图式象征、五行的中心体）、六个基点方位和带有十二个对角边界的中心的组合自然地开始表现出它们的形态。三个元音字母、七个双音字母，包括中心的 Tau，以及十二个单音字母自此与三个轴、一个中心、六个方位和十二个划定世界界限的边界稳固相连。

七个双音字母与星星之间的关系被锁上了密码。十二个单音字母与星座之间的关系也是同样的情形："造物主勾勒出十二个单音字母并塑造它们、组合它们、重新排列它们，权衡后通过它们在世界上创造出黄道十二宫、一年的十二个月、男人和女人体内的十二个引导"[2]。我们早已被预先告知！解读之钥应该能让我们重排这些字母，进而发现它们与星座之间的真正关系。现在只等着我们去发现。

为了让我们能够确认我们的推断正确，顺带要提醒，在男人与女人体内的十二个引导："两只手、两只脚、两颗肾、一个胆、肠子、肝、胃

---

[1] *Sepher Ietzirah*（《数的形成》）第五章—2
[2] *Sepher Ietzirah*（《数的形成》）第五章—3

Kerkevok、胃 Keva、脾"[1]。肠子指的是泄殖腔,是某些脊椎动物或人类胚胎的尿道、肠道、生殖道的共通管口,与字母 Noun(古埃及传统中原始混沌的海洋)有关联。至于胃 Kerkevok,它代表的是小肠,胃 Keva 则纯指胃。

透过三个字母各自形成的四组,以及也是三个对角边界为一组的这种组合,我们有了解读之钥:典型的编码系统之一正是根据星座的元素,以三个为一组、四个相套的三角形所组成的十二角星之间的关连[2]。

为了解开密码,阅读的方向将和创造的方向一致,即传统的顺时针方向。它根据分点的岁差周期,同样也是太阳运行的方向。出发点位于牧羊座,是春天生命再生的星座。

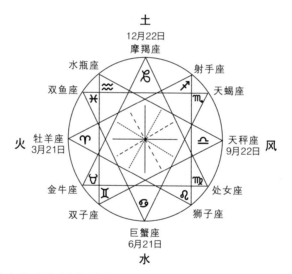

包括牧羊座的火象星座(以及春分)被集中在东的边界;包括巨蟹座的水象星座(以及夏至)位于南方的边界;包括天秤座的风象星座(以及秋分)

---

[1] *Sepher Ietzirah*(《数的形成》)第五章—6

[2] 第五元素,即"天",由于被视为中心,因此无法被视为与黄道十二宫有关连,就太阳系的星球而言,黄道十二宫为外围;太阳系的星球构成了中心,同时各带有五行在其中。

位于正西的边界；包括摩羯座的土象星座（以及冬至）则位于北方的边界。

边界	字母	关系	说明	
上—东	Hé	主宰话语 创造右腿和牧羊座	♈	牧羊座 肺
北—东	Vau	主宰思想 创造右肾和金牛座	♐	射手座 心包
下—东	Zaïn	主宰行走 创造左腿和双子座	♌	狮子座 心
上—南	Heth	主宰视力 创造右手和巨蟹座	♓	双鱼座 肝
南—东	Teth	主宰听力 创造左肾和狮子座	♏	天蝎座 双肾
下—南	Iod	**主宰行动** **创造左手和处女座**	♋	巨蟹座 脾
南—西	Lamed	主宰交配 创造胆和天秤座	♒	水瓶座 胆
上—西	Noun	主宰嗅觉 创造肠子和天蝎座	♎	天秤座 膀胱
下—西	Samesch	主宰睡眠 创造胃 Keva 和射手座	♊	双子座 胃
北—西	Haïn	主宰愤怒 创造肝和摩羯座	♑	摩羯座 三焦
上—北	Tzadé	主宰胃口 创造胃 Kerkevok 和水瓶座	♍	处女座 小肠
下—北	Coph	**主宰笑** **创造脾和双鱼座**	♉	金牛座 大肠

这些关系的译码方式可说是易如反掌！《数的形成》作者还提供了我们一把辅助的钥匙（虽说在我看来颇有刁难的意味）：一个模糊的、善与恶

第一章 宇宙的生成

的故事让我们知道，有两个字母要彼此对调其附带的定义，即第六个字母 Iod—巨蟹和第十二个字母 Coph—金牛。

"上帝让一件事与另一件事对立：

- 善对恶以及恶对善；
- 善对善以及恶对恶；
- 善考验着恶以及恶考验着善；
- 善归善者以及恶归恶者。

这三个各自分开：一个是辩护，另一个是指责，第三个则是平衡前两者。（引自《数的形成》第六章—4—5。）

这段没头没尾的文字到底在说什么？其实它所要说的仅仅是十二个字母分成每三个为一组，所以共四组。让我们从最后一句开始，它告诉了我们四组中每一组的三个字母的研究顺序，而且善与恶要与三个性质相连：第一个字母（辩护：第一个性质），第二个字母（指责：第三个性质），第三个字母（在前两者之间取得平衡：第二个性质）。若以表格的形式来看，有关善与恶的性质能为每个字母下定义：

字母	组别1 火	组别2 水	组别3 气	组别4 土
第一个字母	善：Hé	恶：Heth	恶：Lamed	善：Haïn
第三个字母	善：Zaïn	**善：Iod**	恶：Samech	**恶：Coph**
第二个字母	善：Vau	恶：Teth	恶：Noun	善：Tzadé

善归善者以及恶归恶者（倒数第二句），现在只需将 Iod 和 Coph 的边界与定义对调，以便将恶放回到第二组，将善放回第四组，因为善者只能

为善，恶者只能为恶。结果是：

- 在下—北的边界，字母 Iod（与善相连）**主宰笑，创造脾和双鱼座**，并位于巨蟹座
- 在下—南的边界，字母 Coph（与恶相连）**主宰行动，创造左手和处女座**，并位于金牛座

这就是能量的结构安排，即十个是内在的，十二个外在的。这些结构会采用能量系统的前两层所制造并分配的能量：在希伯来的传统中，二十二个神圣的字母是二十二个能量结构的载体（三个元音、七个双音和十二个单音）。同样地，北欧的神话传说埃达（Eddas）是赛尔特传统的来源，二十二个能量结构以二十二个古文字字母来代表。中国的宇宙起源论里则提到十天干和十二地支，即天与地的二十二个能量。

古埃及是否了解这历史悠久的二十二个神秘字母的符号，因而几千年后塔罗牌的二十二张主牌乃因其而生？答案是肯定的，因为炼金术这门传统中的神圣科学无非就是别称为"黑土"（Al Kemit）的埃及科学。之后圣约翰是否重新采用了这个数目作为他的福音中的二十二章，正如启示录的二十二章？

在我们身处的宇宙中，我们已经看过，十个天体，即两个恒星与八个行星，仿佛绕着地球运行，而黄道带的十二个星座则标示出了四季的周而复始。这又是二十二个能量；但地球上由于我们的存在，即第二十三个能量，位于表面正中心，让我们能够发现从外往内所看不到的事物，那就是过去在各个不同的传统中、被我们旁观者的位置所遮盖而未出现的地球。

而现在，我们身处系统的内部，变成了演员！这主要是说明传统中的二十二个能量事实上是二十三个。

第一章 宇宙的生成

此外，就传统中医而言，在人体中不仅有十个内在器官的功能性能量，还要加上第十一个，即中心的能量（正如地球），以及外围的十二个能量流，即针灸里的十二经脉[1]！

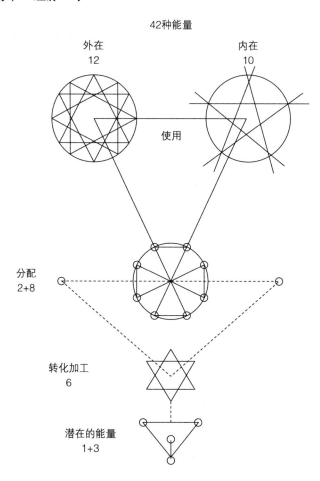

---

[1] 参阅第四章《中国科学：宇宙中和人体内的能量》。

第二章　科学与治疗学

若要谈到治疗学的研究以及它的历史，似乎有必要参考西方的科学观点，它在近两世纪中所获得的知识有非凡的发展。然而，若西方对于可称重的、可测量的、客观化的物质和其功能进行了研究，我们也不能忘记，印度与中国西藏地区（下文简称"印藏"）的以密教和其他各种不同形式的瑜伽，专门研究有关生命传递与演化的精神、心灵等方面的知识。

中国传统在"能量引导艺术"方面发现了并详述联系物质与心灵的能量规则，这个微妙的能量称为"气"，特别是针灸方面。中国"气"的科学因而成了西方与印藏之间的交接点。因此，在这个主题上，若我们要得到一个整体的观点，就必须同时参考这三个彼此互补的"科学"，无论是理论方面，或是实践方面。

西方：医生朋友

早在十八世纪以前，一位杰出的医生，也是百科全书的编撰者奥里利乌斯·科尼利厄斯·塞尔苏斯（Aurelius Cornelius Celsus）在他的著作《论医学》（*De Medicina*）中写道："当医生是一个朋友而不是一个陌生人的时候，会来得比较有效率"[1]。自此，在西方的世界里，介于医生与病人之间的关系

---

[1] Philippe Mudry（菲利普·慕德利）：*De Medicina de Celse*（《赛尔苏斯的论医学》）前言。

中第一次接纳、承认友谊的角色。

事实上，早在赛尔苏斯之前的埃斯科拉庇俄斯（Esculape）以及特洛伊战争期间，古希腊将疾病归因于不朽诸神的愤怒，只有他们才能帮助病人痊愈。之后，一些伟大的哲学家如德谟克利特（Démocrite）或毕达哥拉斯（Pythagore）成了治愈的艺术大师。直到希波克拉底（Hippocrate）的时代来临，由于他的知识与才能，终于将医学自哲学中分离。

自此开始，支持医学理论的某些人认为，有必要视健康和疾病的状况去了解那些不明的病因。换句话说，下述四项因素中，若任何一个有过度或不足的现象，都可能造成病因：情绪，希波克拉底提到的"气"，血管里满溢的血液，或如阿斯克莱比亚德（Asclépiade）所声称的一些微粒悄悄溜进那些无形的毛孔内而滞留其中，便有可能造成阻塞[1]。

也有一些经验主义者认为，只有明显的病因才会导致疾病，例如热、湿、干、饿或寒，因为基本上大自然是很难被彻底理解的。为了让他们的看法更具说服力，他们强调需要将有关该议题的各种不同意见考虑进去，正如我们刚刚看过的原因。

就这样，几个世纪过去了。直到1514年的某一天，泰奥弗拉斯托斯·博姆巴斯特·霍恩海姆（Théophraste Bombast de Hohenheim）在费拉拉（Ferrare）城取得了他的博士学位，同时仿效著名的先辈之名"奥里利乌斯·科尼利厄斯·塞尔苏斯"而成了日后的帕拉塞尔苏斯（Paracelse）。从此，过了十五个多世纪以后，医疗科学终于与哲学重新接合。他告诉我们："大自然如果不是哲学，是什么？而哲学如果不是对无形的大自然的发现，那又是什么？"

---

[1] 巧的是它与中国能量的观点极为神似，中国传统认为在经脉（无形的毛孔）中循环流动的"气"有可能因停滞而造成阻塞。

帕拉塞尔苏斯由此重新找到了介于圣灵、心灵与身体之间的统一性的意义，亦即古埃及的厄（Akh）、巴（Ba）、卡（Ka）三者的意义。这就是人的整体性。人和宇宙之间不再有区分。"我们是众星球的灰尘"于贝尔·雷弗（Hubert Reeves）在几个世纪后说出了这句话。这种整体性概念的来源，正是帕拉塞尔苏斯的医学以及对疾病原因的理解来源：精神及心灵上的原因和身体上的原因一样，是同样存在的。

未来的医学之道是敞开的。然而五个世纪以后的今天，我们的医学又发展到什么程度？当然，弗洛伊德（Freud）和荣格（Jung）已扩大了世俗医学的视野。凯塞多（Caycedo）与他的精神医学已接近灵性的边缘。那么，"天、地、人"，"身、心、灵"，《与天使对话》[1]中所提到的七种力量的奥秘，又该如何解读？

"七道力量汇集成一点……"

（41号对话，1944年3月31日）……接着是：

"这七个灵魂是你们的归宿。"

"你们的双脚栖息于第一个之上。"

"六个将你们完全包覆至头部，

"而之上还有第七个……"

（对话44，1944年4月14号）

似乎自克劳德·贝尔纳（Clande Bernard）以来，上述的理论已荡然无存！唯有一些奥义传授学派，如玫瑰十字会的追随者、人智学家或神智学家，才能在这方面为西方带来一些解释。所谓的真正的科学，或至少是科学中最保守的一部分，坚持于其宗派主义中，宛如一座谨守教条的封闭教堂。

---

[1] Gitta Mallasz（基塔·马拉什）：*Dialogues avec l'Ange*（《与天使对话》）

当然，在物理学、生物学、遗传学等各方面的知识都有所进步，但却是何等的代价！只有内分泌学还留给我们一丝希望，因为内分泌学与心理学及生理学有直接关系，同时与神经系统不可分割。在不久的未来，我们将无法摒弃人和宇宙的整体观，而后者是所有重要传统的基础。

从印度到西藏：心灵的发展与瑜伽

无论是基督教传统或是佛教传统，两者都有人与宇宙之间存在着心灵关系的这种观念。也正因为这种观念，佛（智慧的化身）与基督（爱的化身）宣布了神的化身的来临，让我们看到了智慧的道路与心的道路。

现今，几百万人祈望和平与身心平衡；几百万人渴望光明与爱；几百万人走上已开辟之道，参与宇宙与人类的心灵一体；几百万人透过思想、祈祷与冥想，想象着光明、爱与心灵的方向而同在一起，几百万人利用"大祈愿"[1]作为为世界服务的一个行为：

> 祈请来自神心智中的光明，
> 愿此光明普照人们的心智，
> 愿此光明降临世间。

> 祈请来自神心中的爱，
> 愿此爱流入人们的心中，
> 愿基督重返世间。

---

[1] "大祈愿"不属于任何个人或团体，而是属于整体人类。追随它并加以传达它的真义，并不表示某个团体或某个组织欲引人注目。

请揭示神旨意的中心，

愿神旨意指引人们渺小的意志，

此旨意是众圣师所体悟与力行的旨意。

祈请我们称为人类族群的中心，

愿爱与光的计划在那里得以实现，

愿它弥封罪恶渊薮的门户，

愿神的光、爱与大能的计划得以恢复在人间[1]。

现今，佛的四个崇高真理、四个伟大真理永远为我们指出实现使命之路：

- 众生皆苦
- 有求皆苦
- 打破执着
- 消除痛苦之道乃七岔路，即崇高的八正道：

—正确的知见引向	—正见
—正确的思维引向	—正思维
—正确的言语引向	—正语
—正当的行为引向	—正精进
	—正业
—正当的职业引向	—正命

---

[1] Alice A.Bailey（爱丽斯·贝利）：*Traité sur les sept Rayons*（《七道光专论》）

—正确的观念引向　　　　—正念
　　—正确的禅定引向　　　　—正定

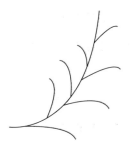

　　七岔路与一年中的三个时段与有关系，而这三个时段极为重要。因为内在的蜕变主要是在这三个时段中完成。大家都可以意识到内在的蜕变，因为其涉及到三位一体的人，同时间又是七位一体：

- 牧羊座满月时，即复活节，也是神爱的节日；
- 金牛座满月时，即佛诞节，也是神的智慧与光明的节日；
- 双子座满月时，即基督的节日，也是普世诚意的节日，以及全球的祈祷日。

　　如同我们之前提到的，印藏传统与西方传统提到人体内有三个基本面：身体、话语、圣灵（Om-Ah-Houng）或身体、灵魂和圣灵。

　　圣灵，是生命本身，而身体是它的表征。灵魂是圣灵与身体之间的桥梁，是连接号，是质量；灵魂一方面是圣灵生命传达到身体的工具，另一方面是个容器，装有透过身体而体验到经验的菁华，也就是说，灵魂在生命过程中持续发展，对于真、善、美也越来越能表现出来，即神性的善、善的意志或真诚；神性的美、神性的正确生命、正义的素质；真，即真相；身体是外表，是灵性实现的物质工具。

　　这三大能量流与意志、爱—智慧和智能活动等三种神性有密切关系，且由七种力量来运作。这七种力量本身依赖七个中心或脉轮，而脉轮则在各自的领域中负责生命力与意识的传达和运作。

当疾病发生时，治疗学不仅可适用于实质上的身体和生理，而且也适用于各种不同的精神性功能与其对应的能量。为了让病人痊愈，治疗者的角色是向病人提供其心灵所需的能量。

印藏传统医学便是以这些方式发展而成，特别是在两个层次上：第一个为阿育吠陀，用于预防或治疗疾病，所运用的是对药草及其作用的广泛知识。第二个为瑜伽，或至少是瑜伽中某些改善的姿势，以便更符合时代与人类各部分的演化。

几万年前，对于那些能够完全掌握自己身体的练瑜伽者而言，哈达（Hatha yoga）瑜伽是至高无上的心灵修炼。之后有了拉雅瑜伽（Laya yoga），主要是将若干身体的能量中心转成活动状态。修炼拉雅瑜伽的高阶者能学到如何以思想的力量来控制身体的能量中心。然而在未来，拉雅瑜伽将有一个新的形式，可以让练习者掌握心灵接触的科学。届时，身体能量中心将逐渐由心灵来直接掌控。心灵的艺术将依靠打坐、内部的和谐与调整，以及对这些中心更深入的认识与理解来实现。

中国：能量引导艺术

五六千年前，古代中国的一群小孩爬上树寻找鸟巢，就和现代的孩子所做的一样。只是，传说中，有一个孩子，也许比别的孩子更机灵，他忽然想到：夜莺在巢穴里下蛋，而蛋中的生命活力又在合适的温度下奇迹般地破壳而出。每逢有巢穴和适宜温度时，不就会有生命出现？生命的活力不总是在有巢穴和温暖的地方出现？经过理论结合了实践，这个孩子发现，在他身体上有许多巢穴，只要用烧红的麦秆在这些穴位上加热，体能就会增加，身体的抵抗力和力量也大为增加。他不仅发明了灸法，也发明了能量的引导艺术，还有后来的针灸经络和穴位、三焦、奇经八脉、五运六气，以及人们对健康和疾病的理解。这就是华夏悠久的历史，即伏羲的时代。

如果说在某些身体特定凹陷点加热，可以增强人体活力，从而治疗虚弱、着凉和风湿病，那么相反地，若在这些穴位上降温，不就得以减轻身体因过热或上火所引起的疼痛？起初，人们使用锥形石块，到了夏朝则开始使用铜针。与此同时，人们又发现通过使用金属针的不同方法（例如吸气或呼气时将针刺入、捻针的方向、提插或留针、留针时间的长短）可以达到补泻能量、减轻疼痛或改善疲劳的功效。

随着岁月的推移，来到了周朝时期（公元前 10 世纪），《黄帝内经》问世了。它将帝国的起始时间反推到公元前 2698 年的冬至日，规定从这一天起，时间周期为每六十年一个循环。中国人沿用至今的这个历法，是由十天干和十二地支分配而来。十天干是结合了空间的基本结构，而十二地支则是结合了时间的外围表象。

由此，空间和时间的关系与有形式的生命不能分割，而且这种关系产生了周而复始的六十甲子，后来应用到年、月、日、时；由此可见，自黄帝以来，以六十年为一个循环的第七十九次相当于太阳（同时间还有春分点）可能进入水瓶座的时候，即 1984 年 3 月 20 日。为此，黄帝根据诸臣、尤其是大臣岐伯对人类和宇宙中能量变化的知识，经由《内经》来向我们揭示这一切。

于此同时，公元前 500 年左右，也就是孔子和老子生活的时代，出现了极细的铁针。当时中医已达到了发展的巅峰，无论是阴阳、五行、六气的能量理论，或是望闻问切的诊断方法，乃至麻醉下的器官移植、剖腹产、草药、针灸的实践，都越来越完善。

在以后的几个世纪里，出现的医学著作有张仲景的《伤寒论》，王叔和的《脉经》，李梴的《医学入门》，李时珍的《奇经八脉考》，以及 1601 年杨继洲集各种治疗方法于一书的《针灸大成》。

公元 11 世纪，王惟一制成了针灸铜人。铜人是目前已知最早的针灸穴位人体模型，时至今日依旧是针灸师在能量引导艺术中的取穴参考。而阴、阳、虚、实、寒、热、表、里的八个治疗规则（八纲）则始终伴随着中医的发展，成为不变的规则；一切尽在其中，无须任何附加！

此后，这门有关宇宙中和人体中能量变化的学问，从战国到宋朝、到明朝，尽管历经了各朝代的动荡，历经了 1822 年清道光皇帝禁止传统医学的企图，也曾遭到 1929 年南京政府的禁止，它依然顽强地延续至今。

即便是 1968 年"文化大革化"最盛行的期间，中国政府还邀请了贾克·马丁—哈慈（Jacques Martin-Hartz[1]）到北京讲授针灸课程，以便让这个古老的学问重新发展下去。值得一提的是，贾克·马丁—哈慈在法国为针灸"四剑客"之一，其他三位分别是：贝尔拉迪耶（Berladier）、居宏（Duron）、拉维勒—梅立（Laville-Mery）。这"四剑客"都是乔治·苏立耶·德莫宏（Georges Soulié de Morand）大师的学生。近几世纪以来，他们为这门能量引导艺术的学问带来了最重要的贡献，我们应该在此向他们致上敬意[2]。

中国的科学让我们看到了人类身体、能量和心灵合一的整体概念，也让我们看到印藏和西方科学的必要关系，因而重新找到存在于一切重要传统的中的真相。在这些传统中的圣灵、灵魂和身体，或身体、话语和圣灵三者永远不能被分开。

---

[1] Jacques Martin-Hartz（贾克·马丁—哈慈）与 Jacques Pialoux（仁表）合著：*Le Dragon de Jade-Atlas d'Acupuncture*（《玉龙针灸集》）

[2] Duron（居宏）、Laville-Mery（拉维勒—梅立）、Berladier（贝尔拉迪耶）合著：*Bioénergétique et Médecine Chinoise*（《生物能量学与中医》）

第三章　印度科学：宇宙层次与意识载体

宇宙七层

西方国家的重要传统流派[1]认为，时间的最初和永恒，有"上帝"的权力、话语和行动等三个方面。上帝本身分为七大逻各斯，或"七大生命"，而七大生命本身也各分成其他七个生命波，七个生命波又以同样的方式继续分散下去，最后共形成了宇宙的七大层。

我们的太阳系就在宇宙的第七层，而这个系统的主人就是上帝，关于意志、爱—智能、记忆—活动等这三个方面，我们在他之中生活、行动及存在，如同圣保罗所言。上帝有七大"圣灵"（逻各斯）来辅助他，这七个圣灵的现身为我们太阳系的七个神圣星球。第七层即宇宙的物质层，本身又有七个分层。

宇宙与人：上帝的统一体、三位一体与七位一体

我们之前看过，人之所以能够演化，主要是因为他降生在这个世间的整个期间，以肉体去体验而得到的经验。事实上，在内在的蜕变过程中，每个人会逐渐地意识到，他能接触到宇宙物质层的不同层次。这些不同的层次在人的体内相当于他本身的意识载体。

---

[1] 神智学、人智学、玫瑰十字会教义等。

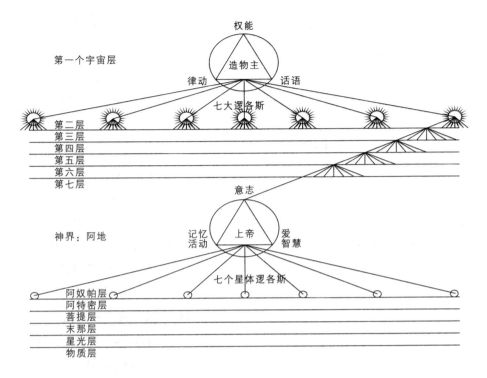

宇宙物质层的七个分层结构

神性层：阿地层（ADI）或话语（Logos）

第一个分层（原子[1]）

统一体层：阿奴帕层（ANUPADAKA）　　I. **上帝的统一体或纯圣灵**
　　第二个分层　　　　　　　　　　　　天上三位一体的天父：
　　　　　　　　　　　　　　　　　　　—意志或力量：圣父
　　　　　　　　　　　　　　　　　　　—爱—智慧：圣子
　　　　　　　　　　　　　　　　　　　—积极的智能：圣灵

---

[1] 此处的"原子"（Atome）层与传统物理的原子毫无关系，也与后述的永久原子毫无关系。

灵性层：阿特密层（ATMA） 第三个分层	II. 自我[1]—上层的"我"—他—灵魂—自我的躯体—灵性三位一体 　1—灵性的意志：Atma 　　—更高自性的永久原子
直觉层：菩提层（BUDDHI） 第四个分层	2—直觉，爱—智慧，智能（Buddhi） 　　—基督本源 　　—智性的永久原子
心智层：末那层（MANAS） 第五个分层	3—上层的心智(Manas)[2]： 　　—智能，抽象的思想 　　—心性的永久原子
	III. 人格—内在的"我" 　1—心智体：下层的心智 　　—具体的思想
星光层：KAMA 第六个分层	2—星光体：Kama 　　—欲望、感情的躯体 　　—星光的永久原子
物质层：TAMAS 第七个分层	3—物质体：Tamas 　a—上层以太：感官性 　b—下层以太：本能性 　c—肉体：内聚性 　　—物质的永久原子

---

[1] "自我"（Ego）在此处引用的是 Alice A.Bailey（爱丽斯·贝利）在 Traité sur les sept Rayons（《七道光专论》）所采用的意义。

[2] 直觉（Buddhi）与上层的意识（Manas）结合后有时称为"因果躯体"。

宇宙物质层里每个分层下的七个分层

我们将这个整体做进一步分析的同时，必须知道在宇宙物质层的各七个分层下还有七个分层。最高的第一层是原子分层，它和第一个宇宙分层共振。这个区别当然是反应在人的物质、星光与心智等载体中。

七个分层在躯体中的定义如下：

- 反射层以太，即"原子"，关系到记忆及其功能
- 光以太，即"次原子"，依存于血液及五种感官
- 生命以太，和繁殖以及雄性、雌性相关
- 化学以太，调节吸收消化及排泄等功能
- 气体，与呼吸相关
- 液体，与津液及循环相关
- 固体，特别是结缔组织与骨骼

物质体中，各个不同的以太分层的角色需要加以补充说明，尤其是有关意识状态，以及相对应的"记忆"。关于这点，一些可能衍生的问题可在古埃及中找到答案。

在生命形式的这一层上，肉体的大脑意识其实只是一个暂时性的移转工具，之后会随着肉体消失，与它相对应的、纯机械性的记忆也跟着同时消失。

直觉的、情感的意识在生命的每一刻不断地发展，并将一个类似内在的"我"、也就是走向和谐人格中的"我"记录在 Sekhaou 之中，而 Sekhaou 是一个记录之所，由 Khaïbit（即"阴影"）以及四个基本的 Ka 所组成。换句话说，Ka 是自然界中的四界：矿物界、植物界、动物界和人界。每个人内在都有

这四界，且会逐渐地净化、协调并支配这四界。在死亡的那一刻，记忆中只有受到灵性蜕变的一部分会被留住，剩下的则准备让鳄鱼头、狮子上身、河马下身的怪兽阿米特（Ammit）予以吞噬毁灭。阿米特会再度吸收每个生命里的异质与分散的部分。

这里顺带要说明，大自然四个 Ka 的物质体是肝、脾、舌与肠。前两者尤其重要，因为显现于红血球中、来自父亲遗传的精髓自孕育的那一刻起便固定在肝里。脾是母亲遗传胚芽的摇篮，而母亲的遗传胚芽则是个体 Ka 所使用的灵性本质。这个灵性本质为白血所浸润，即白血球、淋巴液和脑脊液。在脑脊液浸泡的脊髓里决定了灵魂的能力（心灵、个体 Ka 的力量），且透过经历和认同感而继续发展。这些经验的精华，也就是经过灵性蜕变的部分，记录在 Tekh 中。Tekh 乃心——意识所在之处，是意识的聚合处，是真实的、不可毁灭的、不朽的记忆容器。

我们可以看到，反射性以太和光以太所属的物质世界的上两个分层，与上述内容有特殊关系。因为它们一方面与记忆和意识有关，另一方面与血，也就是灵魂的载体有关，而灵魂体的五个感官是有形世界之窗。

至于星光体或欲望体，它在本身里结合了与它有关的星光世界的七个区域：

- 灵魂的力量区域
- 灵魂的光区域
- 灵魂的生命区域
- 感情的区域，无论是有情或淡漠
- 愿望的区域
- 印象的区域

- 热情与肉体欲望的区域

这一个整体加上第四个分层可分为三大领域。第四个分层代表中间的领域，它可以表示冷漠，这时就不会有任何变化，也可以表示情感偏向与人格有关及自我中心这些方面的下一个区域，或是朝向响应灵魂渴望的上一个区域。

心智体则与思想界或心智界及它的七个区域有关：

- 形态胚芽意念的区域
- 生命胚芽意念的区域
- 欲望及情绪胚芽意念的区域
- 原型力量的区域
- 大气区域：爱好、愿望、欲望、感情、情绪的原型
- 海洋区域：颤动的生命力和四个以太力量的波动变化
- 大陆区域：所有形态的原型[1]

这里的整体加上第四个分层也分为三大领域。第四个分层是原型力量的分层。这个分层是介于下方各原型领域与上方意念胚芽领域的中间领域。不过在这个整体中更出现了一个特别的反射镜效果的关系。该关系在第七和第一个区域、第六和第二个、第五和第三个。这些区域各为胚芽意念和形态、生命及欲望的原型。

总之，一种特殊的关系更清楚地出现在第一个分层（大陆区域）与三

---

[1] Max Heindel（马克思·亨戴尔）：*Cosmogonie des Rose-Croix*（《玫瑰十字会的宇宙起源论》）

个下方物质的分层之间；第二个分层（海洋区域）与生命的四个以太分层之间；第三个分层（大气区域）与欲望的星光层之间；第四个分层（原型力量区域）与心智层本身之间。

由此，我们可为七层重新定义。这七层集中了人格和灵魂，而暂时未将统一体考虑在内。只有在人类建立一个足以敏感到响应他意志的工具时，统一体才能真正体现。

一旦建立起七个内在的载体后，我们便能发现这七个脉轮（能量中心），它们是七个内在载体的依据点：

- 意识体　　　　　　　　　　　　　　　脉轮
- 灵性的意志 Atma　　　　　　　　　　顶轮
- 直觉体：Buddhi　　　　　　　　　　　心轮
- 抽象性的心智体：上层的心智　　　　　额轮
- 具体性的心智体：下层的心智　　　　　喉轮
- 星光体：Kama　　　　　　　　　　　　脐轮
- 以太体：上层的 Tamas　　　　　　　　生殖轮
- 稠密体：下层的 Tamas　　　　　　　　底轮

值得注意的是，在演化的过程中，第一个脉轮（脾脏的）应被视为生命力，即星球的普拉纳的最重要入门。这第一个脉轮是前七个脉轮的补充脉轮，在感官方面与以太层有关。接着，枕骨的脉轮在演化的某个阶段中，不仅可让心智体的上下领域之间产生关系，而且可让灵魂的三个形态或灵性的三位一体与人格的三个形态产生关系。这一切都与统一体息息相关。

我们看过了有关人类的内在结构，现在可以回到宇宙的内在结构，以便能够更深入地了解各个不同的对应关系和结果。

在我们发现宇宙七个分层时，我们已窥见上帝以三个形态显现，即三道光的形式。这三个形式由三大力量来代表：

- 意志—力量　　第一个形式　　第一道光　　原生力量
- 爱—智慧　　　第二个形式　　第二道光　　生命的力量，普拉纳
- 记忆—活动　　第三个形式　　第三道光　　昆达里尼的力量—蛇火

四个属性的光次于三大主要的光，是四种力量，作用在于补充前述七个星球的逻各斯向我们传递的能量：

- 经由冲突而产生的和谐　　　　　第四道光
- 具体—科学的知识　　　　　　　第五道光
- 虔信—唯心主义　　　　　　　　第六道光
- 组织—法则　　　　　　　　　　第七道光

我们之后会看到，这七道光在每一个人须体验的经验中会有主要的影响。

不过，在我们太阳系的生命范围里有三个来自太阳的能量，它们是光的形式的体现：

- 佛哈特（Fohat）　　　　光、热、声、律动
- 普拉纳（Prana）　　　　生命力或气　　　　第二个形式的体现
- 昆达里尼（Kundalini）　蛇火　　　　　　　第三个形式的体现

尽管这三种能量对我们地球上的生命与演化而言极为重要，但最根本的，是持续不断、直接表态的第一个形式"原生力量"的作用。总之，我

们的太阳系中有三种能量加上一种能量在运作，即佛哈特、普拉纳、昆达里尼，加上原生力量。

佛哈特、原生力量、普拉纳和昆达里尼

"佛哈特（Fohat）或称电，总加起来包括了众所周知的一切物理能量，如电力、磁力、光、热、声、化学亲和性、活动等。"[1]

如同我们说过的，普拉纳或称生命力，是结合七个等级或七个物质分层的一种能量。这种能量穿梭在以太体生命网的网眼中。以太体是由布迪克物质的单一直线所组成。稠密体的原子交迭在以太体的生命网网眼上，并进行谐振。经过后宇宙七大循环的逐渐演化过程后，普拉纳在这些原子中为结构性螺旋体带来生命。每个原子中有七个螺旋体，而每个螺旋体都类似一个意识载体的中继站。

七个不同类型的普拉纳与七层相呼应，根据其波长与颜色（紫、蓝、绿、黄、橙、红、粉红）而可给予定义。我们后续在研究脉轮于演化过程中的作用时，会谈到其间的不同关系。

我们还记得反射性以太的这个原子层，是物质体的最高分层。以太普拉纳在这层中自太阳而散发出来。在接续的光以太层里，"正电子"（能量粒子）在大气中悬浮，而这里的正电子指的并非是电子的反物质。普拉纳并非自外部渗入这些正电子，而是自正电子的中心涌出，经过反射性以太的原子层来到光以太的次原子层。昆达里尼也是同样的道理，我们稍后会进一步说明。

昆达里尼、普拉纳、原生力量，这三种能量就这样从正电子中涌出。原

---

[1] A.E.Powell（鲍威尔）: Le double Ethérique（双以太）

生力量从一开始便保持正电子的适当形态。

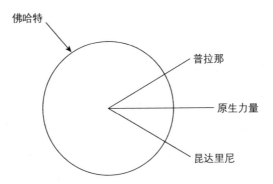

光以太的一个次原子的外在能量在正电子上发挥作用。这个能量决定正电子的摆荡与振动：Fohat 是电能，可转变成热、光、声、律动。

负载着粉红色普拉纳的第一个正电子变得光亮而拥有六倍的吸引力，使得它能够吸引其他六个正电子。紫、蓝、绿、黄、橙、红等六个正电子每个都载有普拉纳的另一个特质[1]。这一切都是在一个极为特殊的分配过程中进行。

生命力普拉纳的形态维持着这种组合，即"生命的微粒"。它的外观极为光亮，近乎无色，在背光下，比如在森林边缘则更能看清。虽然普拉纳与光（佛哈特）各自独立分开，但大气中生命微粒的库存在白天里会增加，夜里会减少。尽管如此，普拉纳的显现似乎与阳光有关，而大量进入人体中的生命微粒也取决于它，是人的生命泉源之一。

具防卫性与消除性的能量，即中国能量学中的"卫气"，白天会阻碍生命力进入人体。由于这个能量在睡眠时便不再流动于表面，所以睡眠对于恢复精力有很重要的影响，此乃因为生命的微粒此时可以毫无阻碍地渗入

---

[1] A.E.Powell（鲍威尔）：Le double Ethérique（双以太）

人体。这些生命的微粒必需有足够的数量，只是，在昼夜循环中，它们在午夜与日初时段会变得越来越少。有句谚语极为有道理："午夜后的两个小时睡眠远不及午夜前的一个小时睡眠。"同样地，冬天时它们的数量比夏天的时候少，阴天时比晴天的时候少。

我们之前提到，各种不同的意识载体会相互影响并产生作用，因此在太阳与晴天之下，身体健康、智力、灵性都更有生机与活力。相同地，直觉的、情绪的、心智的各层控制，以及它们的全然融入阿特密、布迪克、末那等灵性三位一体，有助于吸收生命微粒，亦即有助于吸收生命微粒所含有的普拉纳。此乃因为相对应的载体不再交迭，而是彼此互相融合。

因此，如果宇宙存在着生命，如果宇宙本身存在且活着，是因为有普拉纳——生命。只是，我们处于一个二元性表现的世界，因此如果有天的能量普拉纳，当然就有地的能量，它属于昆达里尼物质本身。若昆达里尼专门负责物质的凝聚力、作用、晶化、死亡，则普拉纳负责同一物质的活力、演化和生命。

由此，昆达里尼的能量有别于普拉纳与佛哈特，它是蛇之火，亦即火成的力量，是世界之母。它是火的激流，发自太阳，含有七个层次或力量的等级。在星光体的演化过程中，昆达里尼的能量经由七个能量中心而展现，且由最底层升至最上层。与此同时，各种欲望、情感、情绪的星光意识演化至最后能够整体性地感觉到的七种知觉。为了让这个意识转到物质层，昆达里尼必需经由普拉纳——生命力给予活力而上升，以便唤醒以太体的对应中心。在这个过程中存在着极大的风险，因为昆达里尼的上升需要依循一个特定程序而进行，而个人的灵性意志必需足够强烈，才能完全控制、支配并引导昆达里尼的上升。若未准备周详，则组织与器官会产生极为严重的损害。当某些人因内在燃烧的火化为灰烬时，而衣物却完好如初，想必就是上述的后果导致。此外,昆达里尼具有无法抗拒的力量,因此若昆达里尼的能量未受到正确的引导,则直觉的、情绪的、心智的这些层次会产生一些导致任何人都无法控制的异常影响。

在物质体中,昆达里尼会以七个同心的空心球形式而显现,就像俄罗斯套娃般。七个球体位于人体尾椎的底部中心上。每个平凡人只有一个处于外围的球体呈清醒状态,其余则处于睡眠状态。在演化的过程中,当一个内在的球体醒来时,它所含的火会沿着 Ida、Pingala、Sushumna 三个渠道而攀升。Sushumna 渠道相当于脊髓灰质中心的脑室管膜。Pingala 与 Ida 两渠道以螺旋状沿着脊髓的外壁和脊柱神经根部而上升。对男人而言,Ida 的起点在左边,Pingala 的起点在右边,女人则正好相反。

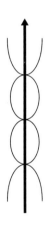

这三个渠道的终点在延髓上。为了让昆达里尼的能量得以通过,三个渠道的准备、建造、开启乃根据人在各层的演化程度而定:

- 物质体与星光体的爱好、情绪等控制,会在女性形式 Ida 上发挥作用
- 智性的心智控制会在男性形式 Pingala 上发挥作用
- 纯灵性的影响会在 Sushumna 的所有二元性的内与外发挥作用

佛哈特（以太—光能量）能决定正电子的摆荡和振动。除了佛哈特以外，我们已见过来自太阳、位于反射性以太的原子分层上的三个以太能量：原生力量、普拉纳和昆达里尼。它们之间的组合会加速，并增加已存在的力量。如此一来便可让三个以太能量首先通过最近的下一层，即以太光的分层，然后通过生命以太的分层。正电子随着光以太而存在，生命微粒则随着生命以太而存在。在人体中，它们经由神经液来传输，而神经液本身是由原生力量、昆达里尼和普拉纳三者变动的比例而组成。

然而，我们之前曾经说过一共有七个不同种类而共鸣的普拉纳，每个配合七个意识层之一。细致如薄纱的屏障将对应的七个意识载体分隔开来，特别是隔开星光体和以太体。这个屏障就像一个滤网，让受到普拉纳感应的以太体接受普拉纳通过，而无过度刺激的风险：来自星光层的所有其余能量将被拦阻、困住，直到以太中心演化到足以控制能量为止。

尽管如此，强烈或负面的情绪（恐惧、愤怒、快乐、焦虑或悲伤）会引发星光体内部的爆炸，进而损害屏障，使之撕裂。毒品、酒精、咖啡，甚至某些刺激性药物或镇定剂等挥发性元素，也会在短期或长期内令滤网产生缺口，或反而晶化或骨化。在这种情况下，能量的传达将变得过度或不足。当屏障撕裂这第一个况状发生时，会产生偏执、精神错乱、震颤性谵妄等症候群。屏障密化这第二个状况会产生物质主义、暴力、兽性或自我失去控制等症候群：最原始的直觉不再有情绪或心智的约束，只剩下肉体的冲动。

周期、阶段、物种：退化与演化

当我们提到意识载体之间的能量传达时，我们曾涉及一个非常广泛的领域，也就是在演化过程中能量与力量之间的关系。需要强调的是，一个力量是一个有限的能量，受困于某种形式中，比如一个身体、一个层次、一个器官、一个中心。而一个能量是有方向性的能量流，来自一个更高的境界、一个更宽广、更包容的形态，它能够影响受困的力量[1]。由此，能量得以接触更粗糙的振动性力量，比它所影响的力量更精妙、更有力。而力量虽然较弱，却会紧紧钩住。这些是说明自由而未钩住的能量，在某些情况下与被钩住的力量相比，效果反而较弱。一般而言，大部分人的生命中，人格的力量比灵魂的能量更为有效。此乃因为在几十亿年期间，灵魂缺少一个足够健全的载体，而无法在星光界、物质界、心智界钩住它的各种能量。

我们提过，从宇宙起源开始，在演化的过程中，个人化的宇宙灵魂在七大循环中逐渐将各个不同的意识载体一一连接起来。每个循环分成七个阶段，而每个阶段对应上一级的同类型循环，并在下一级重复这个循环。

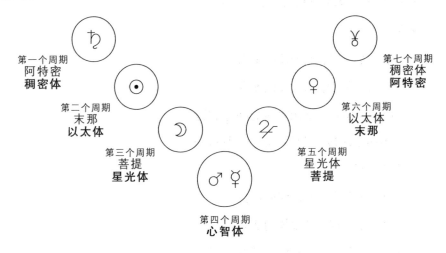

---

[1] Alice A.Bailey（爱丽斯·贝利）：*Traité sur les sept Rayons*（《七道光专论》）

这七个循环可分解成下列的方式：

- 第一个循环
    —第一个阶段：稠密体的胚芽放置
    —第二个阶段：以太循环的准备
    —第三个阶段：星光循环的准备
    —第四个阶段：具体性心智循环的准备
    —第五个阶段：直觉性循环的准备
    —第六个阶段：抽象性心智循环的准备
- —第七个阶段：更高的自我、灵性的循环准备
- 第二个循环
    —第一个阶段：稠密体的萌芽
    —第二个阶段：以太体的胚芽放置
- —第三个阶段：星光循环的准备……
- 第三个循环
    —第一个阶段：稠密体的成长
    —第二个阶段：以太体的萌芽
    —第三个阶段：星光躯体的胚芽放置
- —第四个阶段：具象的心智循环准备
- 第四个循环
    —第一个阶段：稠密体的成熟
    —第二个阶段：以太体的成长
    —第三个阶段：星光体的胚芽放置
    —第四个阶段：心智体的胚芽放置

直觉性意识开始蜕变成更高自我的、灵性的意识，感官意识蜕变成具象心智意识，情感意识蜕变成直觉性意识。

- —第五个阶段：直觉性循环的准备
- 第五个循环

  —第一个阶段：更高自我意识的萌芽

  —第二个阶段：以太体的成熟，以及抽象心智意识的萌芽

  —第三个阶段：星光体的成长，以及直觉性意识的萌芽

  —第四个阶段：具象心智体的萌芽

  —第五个阶段：直觉性意识的成长
- —第六个阶段：抽象的心智循环准备
- 第六个循环

  —第一个阶段：更高自我意识的成长

  —第二个阶段：抽象心智意识的成长

  —第三个阶段：星光体的成熟，以及直觉性意识的成长

  —第四个阶段：具象心智体的成长

  —第五个阶段：直觉性意识的成长

  —第六个阶段：抽象心智意识的成长
- —第七个阶段：更高自我的循环准备
- 第七个循环

  —第一个阶段：更高自我意识的成长

  —第二个阶段：抽象心智意识的成长

  —第三个阶段：直觉性意识的成长

  —第四个阶段：具象心智体的成熟

  —第五个阶段：直觉性意识的成熟

—第六个阶段：抽象心智意识的成熟

—第七个阶段：更高自我意识的成熟

于是，到了第七个循环的第七个阶段时，人的全面演化将达到七个意识载体彼此完美融合的成长目标，而不仅只是相互交迭。然而这只是一个概略性的看法，更何况从第四个循环的第四个阶段起，人有可能进步得更快，因为下方各层与上方各层之间已于放置精神胚芽的同时建立了关系。就在大约两千年前的某一个星期五，耶路撒冷神殿的遮纱遭到撕裂时，这条成长的道路就此开放给善意者。

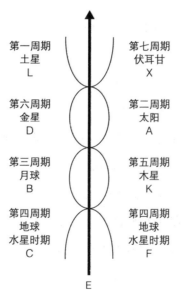

墨丘利（Mercure）的神杖是这条道路的象征。它一方面指示出正常的演化周期之路，另一方面指示出直接朝向目标，甚至直达上帝的道路。

古埃及利用金字塔的方型底座加上时间的螺旋性来计算周期。为此，他们认为创世的每一天等于前一天的一半，而第一天本身则等于创世总时间的一半。

心灵治疗与宇宙传统

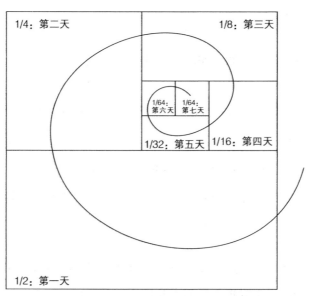

根据现代科学的计算模式，我们太阳系的生命会持续大约八十亿年，因此很容易将整个创世七日呈现出来，其中有我们太阳系及现在的地球，是第四个循环的第四个阶段的第二日：

- 以 8,192,000,000 年的期限为例（以便简化后续）
- 第一天：4,096,000,000 年　　　　全部时间的 1/2
- 第二天：2,048,000,000 年　　　　全部时间的 1/4
- 第三天：1,024,000,000 年　　　　全部时间的 1/8
- 第四天：512,000,000 年　　　　　全部时间的 1/16
- 第五天：256,000,000 年　　　　　全部时间的 1/32
- 第六天：128,000,000 年　　　　　全部时间的 1/64
- 第七天：128,000,000 年　　　　　全部时间的 1/64

第七天本身持续了一亿两千八百万年，也分成七天，这七天是上帝时间在人类里的天数：

- 第七天的第一天64，000，000年　　阿达密克人种
- 第七天的第二天32，000，000年　　极北人种
- 第七天的第三天16，000，000年　　利莫亚人种
- 第七天的第四天8，000，000年　　亚特兰提斯人种
- 第七天的第五天4，000，000年　　亚利安人种
- 第七天的第六天2，000，000年　　第六个未来人种
- 第七天的第七天2，000，000年　　第七个也是最后一个人种

爱德加·卡西（Edgar Cayce）在其著作《解读》（*Lecture*）中与爱丽斯·贝利（Alice A.Bailey）[1]两人都算出了利莫亚人种活了一千八百万年，而非一千六百万年，亚特兰提斯人种活了一千万年，而非八百万年。因此我们的计算与他们非常接近。

就上述整体而言，现代的人种，无论是蓝、黄、黑、红、白种人，都属于亚利安人种，但现今的亚利安人种是过去的阿达密克人、极北人、利莫亚人与亚特兰提斯人种的再现。这些人种使得人类能够演化至今，为此，他们越来越懂得发挥与控制各种性质以及身体、以太和星光的功能。这些性质与功能逐渐被运用于灵魂与灵性。但人类还需要学会如何控制与支配心智的功能，以便整个人格能够成为灵魂的真正的完美工具，而灵魂正是精神的力量。

---

[1] Alice A.Bailey（爱丽斯·贝利）：*Un Traité sur le Feu Cosmique*（《宇宙之火专论》）

第四章　中国科学：宇宙中与人体内的能量

当我们谈到中国的思想与能量的观点时，我们会接触到八项基本规则（八纲），那就是阴－阳、虚－实、寒－热、表－里。

确实，我们可以认定八纲涵盖了对能量的全部认识：气的起源、生成、性质、分配、盛衰、功能、病症、水平、使用等。现只需深入地去探讨它们。

阴与阳

- 阴－阳是所有事物出现以前潜在能量的属性，如前所述，这个二元体由"道"而生，体现阴暗与光明的原则。
- 阴－阳也是扩散和收缩、离心和向心两种基本的能量属性，它们从宇宙的"三焦"冲出，生成了宇宙。
- 阴－阳是一切具有二元性质的事物本质：膨胀－收缩、中心－外围、内－外、下－上、右－左、腹－背、前－后、女－男、脏－腑等。

它们看似简单，实则不然！当我们将结构和能量定义为阴和阳时，它们的性质却截然相反。在西方发明与推广"长寿饮食法"

（Macrobiotique）[1] 的樱沢如一（Georges Oshawa）于几十年的期间里和现代最伟大的针灸师之一查理·拉维乐·梅理（Charles Laville-Mery）兴致勃勃地旁观大部分的长寿饮食者和针灸师互相谩骂。因为双方都认为对方一窍不通。"心属于阳性"，长寿饮食者如此说道；"完全错误，它属于阴性"，针灸师驳斥并说道，"小肠才属于阳性。""但您总会同意寒是阴、热是阳吧？"长寿饮食者接口说；"才不呢！"针灸师继续抗议，"寒是阳，热才是阴，所有的文献都这么记载的。"与此同时，拉维乐·梅理和樱沢如一两人都面露微笑。为了打趣，他们两人都佯装参与这场讨论。

樱沢如一于20世纪30年代来到西方。当他向人们说起能量时，只见对方满头雾水加上一个大大的问号。就传统中医而言，饮食的艺术也是能量引导的一部分，而樱沢如一将这一部分加以改造和发挥。因此，为了谈论饮食的艺术，他决定只谈结构，也就是西方人乍听之下可以理解的、可以测量的、可以称重的、客观的、可以品尝的东西；只有老天爷才知道烹饪艺术居然可以被搞得这么复杂，尤其是在西方，无论品味如何，最终依然是主观的！只是，我们又应如何去理解结构和能量联合却又对立的关系呢？

我们拿自行车的打气筒来做个实验：吸气前，我们先堵上气嘴，一旦拉开活塞杆，气筒内现存的少量气体即被扩张：此时，这部分气体就是一个膨胀的、静止的阴性结构，但它同时也获得了一个相反的、充满动力的

---

[1] 事实并不尽然如此，因为"Macrobiotique"（健康饮食法）一词在20世纪里已被使用，而且有一本著作于1858问世，书名为：*Macrobiotique ou l'Art de Prolonger la Vie*（《健康饮食延长寿命法》）。作者C.F.Hufelnd是普鲁士国王陛下的御医，也是慈善医院的主任医师，以及柏林科学皇家学院的成员。该书译者为A.J.L.Jourdan，出版社为Sté Littéraire Berne et Neuchatel（CH）。

能量，一个收缩的、向心的、尚处于潜在的阳性能量。如果放掉活塞杆，它便会回到初始的位置。相反地，如果将活塞杆拉开，然后将气嘴堵上并用力下压，气筒内的气体会被压缩。这是一个静止的、浓缩的阳性结构；但它获得了一种动态的能量，尚处于潜在的、扩张的、离心的阴性动能，与其结构属性相反。当活塞杆被放开时，下压的力量越大，活塞杆弹起的力量也越大。所以，心脏在结构上是阳，它是一块高密度、收缩的、活动的肌肉，而心脏的能量是离心的，它将血液送到全身，是阴性的能量。至于小肠，它是个长长的袋子，用以储存食物，并经由缓慢蠕动的方式将食物往前推进，因此小肠有一个膨胀的阴性结构，但在对食物进行浓缩和消化的同时，小肠获得一种向心的阳性能量。同样地，火的燃烧结构具有收缩的性质，属阳，其能量（热）则向外扩散，属阴；而寒的冷冻结构具有扩张的性质（同一体积的水结冰后体积增大），属阴，其能量则向内收缩，属阳。

我们同时要知道，事物没有绝对的阴或绝对的阳，而是阴中有阳、阳中有阴，只是阴阳比例的多寡问题。因此，当我们说人体能量系统运转正常，或更准确地说身体健康，是指人体内阴阳的比例合适，也就是大约三分之二阴，三分之一阳。因此，阳症可以有两种不同的原因，即阴不足或阳过盛。同样地，阴症可以由阳不足或阴过盛而造成。因此我们应根据这个辨证原则来调节治疗。对于上述阴阳病症应分别采用完全不同的治疗方法：

因阳过盛而导致的阳症：泻阳，除去多余的阳。

因阴不足而导致的阳症：补阴，增加阴的能量。

因阴过盛而导致的阴症：补阳；绝对不可泻阴的能量，因而以补阳来吸收过盛的阴。

因阳不足而导致的阴症：补阳补阴，阴滋阳、阳增加后必需增加阴。

万用运算宝典：从河图到易经

在前面的章节里我们提过，要感谢伏羲发明了阴爻与阳爻两个符号，接着有了二爻组成的四卦与三爻组成的八卦。八卦根据"河图"的排列组合，成就了中国的"易经"，它是一本有关万物变化的宝典，既是占卜之书，也是万用的智慧。传统告诉我们，这本比拉丁字母更早出现的宝典，是已被创造和可被创造的一切模式。确实，若以数学的角度来看，我们可发现《易经》中的64卦完全符合所有能量系统的构造：

- 4个潜在能量（二爻四卦），在三维空间里（三焦）转化，以4^3=64个变化来代表，或是以三个两爻所组成的六爻作为象征。这四个能量即四个两爻和衍生的64卦产生了阴与阳的两种根本能量。

- 8个能量结构（阴爻与阳爻）分配阴阳两种根本能量，以8^2=64个变化来代表，或是以两个三爻所组成的六爻作为象征。

- 两种根本能量（阴爻与阳爻）关系到空间的六个方位，更明确地说法是与寒、火、湿、燥、风、暑等六气共振，以2^6=64个变化来代表，或是以阴爻、阳爻交迭成六爻作为象征。

很明显地，若以数学的思维去研究易经的64卦，便能够正确地分析能量的规则，无论是在阴阳能量的制造层，或是分配层和使用层里。

尽管如此，为了真正了解能量的第二层，即分配层（外在运转的基本要素），首先有必要去研究八卦的八个辅助力量。

这八个力量在人体中，以两两配对的奇经八脉作为象征：

- 冲脉配阴维脉[1]：前者是生命之脉，后者是阴的调节之脉
- 阴跷脉配任脉：前者是运动机能之脉，后者是妊养之脉
- 督脉配阳跷脉：前者是督统之脉，后者是运动机能之脉
- 阳维脉配带脉：前者是阳的调节之脉，后者是束带之脉

有了按"河图"而构成的奇经八脉，营气与卫气、阴与阳的能量便由奇经八脉而分配出去。它们以各自相对应的作用点、脏、腑或表面的经脉来取名，以示区别：

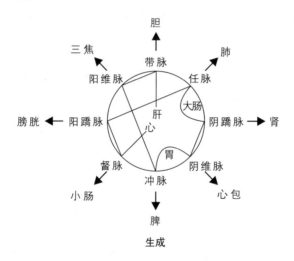

生成

生成、结构、运转

地与天的能量，器官与经脉

我们还记得天干为十个地的能量，地支则为天的十二个能量，就中国传统而言，它们代表基础的二十二个能量。事实上，根据所谓"河图"的

---

[1] 阴与阳的字母缩写分别是 I 与 Y！

循环，人体中的能量是从心，即中央分配出去，而这个循环是一种生成的循环。循环中，某些阴和阳、阳和阴的极性会产生反转现象[1]。生成循环是在一种架构下产生，而胚胎的生成也有同样的架构，仿佛和我们的太阳系、太阳系的恒星及行星的生成方式一样：

- 首先是心，再者是小肠和膀胱，正如万物的起源，先是太阳，再者是水星和金星。
- 接着是肺、大肠和肾，类似火星、木星和冥王星。
- 再来是具有性征的心包，它具有主宰生命和生成的功能，在我们的体内散布普拉纳 - 生命，以及三种体液：血液、淋巴液、脑脊髓液，心包便是浸润在其中[2]。它不带结构性的功能就像非结构性、介于火星轨道与木星轨道之间的小行星带。
- 紧接着是胃的出现，就像地球从最初的混沌中出现，准备抛出它的卫星，即月球，而胃则准备抛出它的卫星，即脾。脾是繁殖力、物质结晶和密实化的力量所在。
- 最后是胰、三焦、胆和肝，类似土星、海王星和天王星。

生成后，紧接而来的是架构，或者说准确地放置这些器官和对应的能量。该架构同样是从心开始的序顺，并要考虑到负责生成循环的极性变换，而且是根据两个不同的系统来进行。确实，若有十二个器官性功能和十二条表层的经脉作为它们的天线，那么，只有十一个器官具结构性；我们体

---

[1] 详见 Jacques Pialoux（仁表）著作：*Le Diamant Chauve PLUS ou la Tradition des Evidences*（《光钻》增订版，又名：《显而易见的传统》）

[2] 心包将内三焦的四个根本能量的性质即大自然的卡（Ka）集中于一身。同样地，稍后提到的三焦则集中内三焦的性质于一体。

内的心包就像太阳系的小行星带一样，无法具有一定的结构性[1]。它们的位置就绪后，依序是：心—小肠—膀胱—肺—大肠—肾—（心包）—胃—脾—三焦—胆—肝：

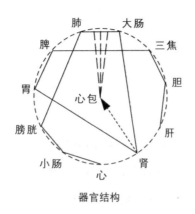

器官结构

一旦位置形成，这些脏腑将配合整体而运作。

介于肺与大肠的心包当然也参与其中，就像太阳系中介于火星轨道和木星轨道之间的小行星带。它们之间的关系一方面涉及能量的循环，另一方面乃根据相克循环而涉及它们之间的相互影响：

因此脏腑的能量循环有一个相生的关系，也就是在圆周上的顺时针方向。每个脏或腑将它的能量传给下一个脏或腑，依序是：心—小肠—膀胱—胃……此外，各脏腑间还有一个内部的相克循环：

- 心克肺，肺克肝，肝克心包和脾，脾克双肾，右肾克心包，心包克心。
- 胃克膀胱，膀胱克三焦和小肠，三焦和小肠克大肠，大肠克胆，胆克胃和三焦，三焦同时也克大肠和膀胱。

---

[1] 参阅第一章《宇宙的生成》以及第五章《西方科学：小宇宙、中宇宙、大宇宙》。

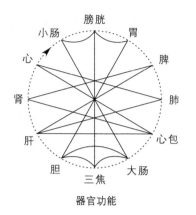

器官功能

接着换成十二经脉顺着各自的结构循环，同样从心开始，而且依生成的过程中所遇到的极性转换而进行。心包作为经脉也含在其中，三焦则成了三焦经。此外，由于经脉呈双数，这些极性的转换则位于对角点上：从膀胱到肺、从大肠到肾……

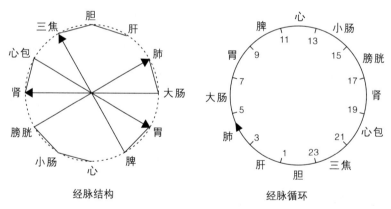

经脉结构　　　　　　　经脉循环

至此，能量的大循环得以根据圆周顺时针的方向而建立起来。每天凌晨三点（太阳时间）从肺经开始；而心就像太阳一般在天顶，朝向南方，介于 11 点到 13 点之间。

此外，对角线之间的经脉有一种对立与互补的能量调节关系，称之为"子午流注"：心—胆，小肠—肝，膀胱—肺……这种能量的调节关系是当一条经脉的能量处于最大的状态时，位于对角线的经脉能量则处于最小状态，反之亦然；当心经在午时位置时，能量最大，胆经在子时的位置能量最小，依此类推下去。

"河图"让我们对于能量如何分配与结构有了一个整体的了解。只是，唯有从《易经》的六十四卦中，才能整体而清晰地显现内在的十个能量加上一个，以及外部的十二个能量。

实际上，我们还记得中国的传统里，六十四卦象征着一切已被创造和可被创造的事物。而在希伯来的传统里，二十二个神圣字母类似中国天与地的二十二个能量，它们具有同样的角色。在这种情况下，我们不禁会联想：二十二与六十四之间到底有何种特殊关系？

有一个传统的规则，也就是置换法，可以帮助我们解决这个问题。根据这个规则，逻辑式的渐进使用可让我们将几个系列的数目串连在一起。在时间螺旋上的创世七天便是一例。我们将一边逐次递减一（最后一个及第六个除外），另一边则逐次将数目减半，第七个同样除外[1]。

于是，我们会发现，22 或 64 两者代表的都是同一个事实，只是分析的层次不同；我们不能将它们加在一起，只能将它们做一比较，或以超验性的观点来组合它们：

- 第一天等同　　6　　　　相当于 1/2=32
- 第二天等同　　5　　　　相当于 1/4=16
- 第三天等同　　4　　　　相当于 1/8=8
- 第四天等同　　5　　　　相当于 1/16=4

---

[1] 参阅第三章《印藏科学》中的"周期、阶段与物种"。

- 第五天等同　　3　　　　　相当于 1/32=2
- 第六天等同　　2　　　　　相当于 1/64=1
- 第七天等同　　1　　　　　相当于 1/64=1

总计　　　　　22　　　　　因此相当于 64

- 64，即 64 卦，象征八个辅助力量的运作，同时也是遗传密码的 DNA 的 64 个密码子。
- 22，即天与地的 22 个能量，代表通用密码所规定的 64 个密码子，不过还要加上《数的形成》（Sepher Ietzirah）所提及的"中央圣殿"；或者，它们代表的是 DNA 所规定的 22 个氨基酸，而实际上是 23 个。22 也代表 10 个天体，即看似绕行着地球（第十一个）的恒星和行星，再加上作为它们底层的 12 个星座；甚至，22 也代表 10 个脏腑加上 1 个位于中央的胃，以及中国能量学的 12 条经脉。

透过对河图与《易经》的研究，我们可以知道十二经脉的大循环，所有针灸著作中都会提及它；也知道了十二个脏腑功能的大循环，包括心包。而就我所知，所有已知的著作中从未谈及！

表与里

我们尚须了解各个能量在不同层次上的作用与性质，如深层与表层、内层与外层：这两层反应了地五行及天六气的法则。

所有形式的表现都位于天与地之间，与中心息息相关。而在中心的四周有四个这些形式表现的延伸极点：北、南、东、西与中心。因此，它们代表了五个根本的形态，而整体的框架便是五行的水、火、木、金、土。

为了能够真正了解它的运作，我们只需想象四季的周期循环。秋天叶落腐坏氧化，接着，经过冬天的休息，春天万物开始萌芽，随之而来的是夏天，万物生长旺盛，最后在长夏达到顶点。长夏介于五个季节中的夏季和秋季之间，也是谷物成熟、准备收割的时期。

这个整体会涉及两大循环，即圆周上进行的相生循环，以及呈五角星状的相克循环。

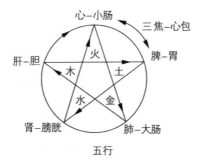

五行

当然，每个脏各自配上一个腑，并对应五行中的一个特定元素，在所属的季节中，它的能量会达到颠峰。

我们必须知道，阴与阳的两个补充功能以及相火的心包和三焦有一个双重的形态，它们既有属火的一面，又有属土的一面。

若这些脏腑对应地的五行，它们作为表层天线的经脉则顺应天的六气。天六气与包围着我们的空间的六大方位虽然有关系，但与大气的六个变化更是息息相关，例如能够让我们适应而生活在其中的气温、湿度、气压等变化：

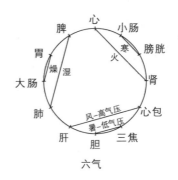

六气

十二经脉因而两两一组形成六大正经。它们的能量在血压（高血压或低血压）、温度（内寒或内火）及水分充足与否的方面影响甚巨。

此外，人体的整体六大防御功能会试着去维护体内的健康，并抵抗外来的侵袭：

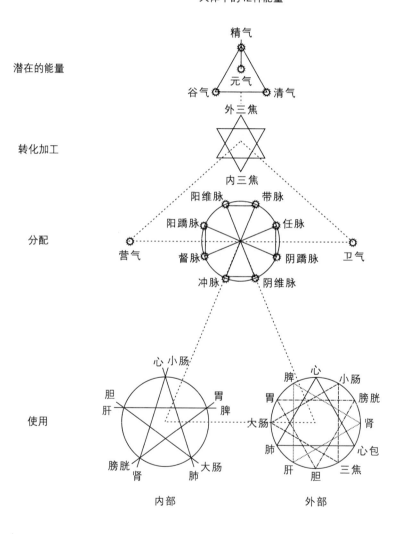

人体中的42种能量

- 阳的正经具有排泄功能，特别是由小肠经与膀胱经的能量来负责此一功能。当它们的能量无法负荷时，大肠经与胃经的反应功能则接替工作，接着是三焦经和胆经的抗沉积功能。后者能防止体内沉积各种形式的结石，如肾结石、胆结石或良性肿瘤。
- 阴的正经乃负责更深层的防御工作，如肺经和脾经的防浸润、心经与肾经的防退化、心包经与肝经的抗肿瘤等功能。

我们在后续的章节里会进一步讨论这些不同的概念[1]。

---

[1] 参阅第十章《能量病理学与秘传病理学》

第五章　西方科学：小宇宙、中宇宙、大宇宙

小宇宙

元素周期表

现今，从氢到铀以及超铀元素，研究元素周期表似乎已无法为生命的知识带来新意。然而，若根据各元素的动力属性固有值，将元素周期表以图表方式来呈现，尤其是在研究它时采用能量的法则，再加上能量法则的数学模式，即《易经》的模式，会发现它的结构组织很出人意料。

我们之前看过，《易经》光从二爻四卦所代表的四个根本能量开始，到三爻卦的运算，其六十四卦便能呈现一切已存在和可存在的事物：生命的或超然的能量（T），食物的能量（A），呼吸的或助燃的能量（C），祖先的或遗传的能量（G）。我们也知道一切事物的生命来自中心，生命的泉源位于中心。但这个中心本身却是一个未知数，因为我们看不到它，我们只有它的周边来确定它的位置，也就是说它周边的六大方位：上、下、左、右、前、后。

我们只能从这些作用中来理解这个生命：空间的六个方向，亦即显现的四柱等四大方向，加上天与地两个方向。

其实我们还拥有另一个辅助性的方法，那就是利用数学的技巧，将这个中心本身当成一个未知数（O），令它与四个根本能量相遇，并将整个集

合以三个一组三联体的方式排列组合，让中心显现出来。

因而，125 个三联体为 $5^3=125$。关于三联体，有两个注意事项：

- 64 个三联体只包含 T.G.C.A. 的能量
- 61 个三联体包含了未知数 O 与上述的四个能量，或其中一个三联体只包含单独一个未知数 [1]：OOO

现在我们只须根据形成的法则，给未知数 O 一个 T、G、C 或 A 值，以便在 64 个可能性中找出 61 个对应的三联体。如此一来，我们会发现无法显示的三个三联体为 TGA、TAG 和 TAA。

这主要是说明，为了让中心显现而借助四个根本能量，中心的这个未知数（O）只有 61 个可能性，换句话说，被视为能量发生系统的这个中心，只能列举出 61 个能量，而非 64 个；其中三个留在中心。

在《易经》128 个六爻的表现方式中，64 个在中心，成方形，64 个在外围的一个圆周上 [2]。我们需要留意这些六爻中有三个是"无意义"的，代表未显现的三联体中心。这个整体自三联体中心开始，由下列的方式而构成：

- 一个接收及预热能量的三联体结构
  - 上外三焦
  - 中外三焦
  - 下外三焦
- 一个转换与制造能量的三联体结构

---

[1] 详见 Jacques Pialoux（仁表）著作：*Le Diamant Chauve PLUS ou la Tradition des Evidences*（《光钻》增订版，又名：《显而易见的传统》）

[2] 参阅附件：《易经》，128 个六爻卦

- 上内三焦
- 中内三焦
- 下内三焦

- 八个能量分配中心的四联体结构，即中央分配功能：
  - 八个奇经八脉的四联体中心，负责将内三焦里制造的能量分配出去
- 十一个能量内部使用的结构，其中四个为补充性，每两个一组：
  - 十一个脏腑／功能
- 十二个能量内部使用的结构，两两互补，是功能／器官的外表天线：
  - 十二经别

3+3+（8×4）+11+12 等于 61 个能量的结构，构成了系统的中心；就传统用语而言，这些能量结构是系统中的"地"。

接着，我们可看到外围的结构：

- 八个在外部分配能量、左右对称的结构，是八条奇经八脉中心的表层天线：
  - 八条左右对称的奇经八脉
- 十二个外部使用能量、左右对称的结构，是脏腑／功能的表层天线：
  - 十二正经，左右对称
- 十二个外部使用能量、左右对称的结构，是正经的表层天线：
  - 十二经筋，左右对称

（8×2）+（12×2）+（12×2）的 64 个能量的结构,构成了系统的外围，

这些能量结构是系统中的"天"。

61+64 等于 125 个结构，代表了一个完整的能量系统，也就是我们在针灸学上看到的能量系统。我们可以假设组成《易经》的 128 个六爻卦，其中三个未显示，实际上代表的是一个万用排列法，而非只针对针灸。如果这个假设是正确的，那么若将这个排列以模拟法运用在任何一个系统上，如原子、分子、细胞、器官等方面，便能确认传统能量的一些数据。

门得列夫（Mendeleiev）所描述的元素周期表应该就是这么来的。元素周期表目前含有 118 个已知元素，只有第 117 个尚未被合成[1]。物理学家莱纳斯·鲍林（Linus Pauling）已经提出确实存在 118 个元素的假设。元素中的氦与氢两个元素可能各有一个三联态或一个三联的"磁性"方向，而钪、铬、钯这三个元素则有双重方向，因此元素的数目便可成为 125。与前述的内容比较后，我们会发现《易经》的 128 个六爻卦和 118 个单纯元素之间有某些惊人的相符之处[2]。

- 64 个位于中间、呈方形的六爻卦，亦即传统中的"地"，符合元素周期表中的 K-L-M-N-O 周期：
  - 被定义为"无意义"的三个六爻卦毫无疑问地与分子界有关。分子界是一个中心世界，有了此一中心，原子便可存在（中子、质子、电子不也是同样的情形？）
  - K 周期的氦（H）与氢（He）两个元素似乎相当符合外三焦与内三焦。这两个元素各有其三态：

---

[1] 参阅附件：元素周期表（2009 年）
[2] 详见 Jacques Pialoux（仁表）著作：*Le Diamant Chauve PLUS ou la Tradition des Evidences*（《光钻》增订版，又名：《显而易见的传统》）

- 氦的三态有氕、氘、氚
- 氢的三态想必有氢和它的两个同位素。
- L-M-N-O 周期的前 32 个元素，即 8×4，以此类推则符合 8 个四联体中心，它们的功能是将三焦所制造的能量做内部的分配。
- N 与 O 周期的 20 个转化元素，经由 L-M-N-O 周期的前 32 个元素而生成（或决定特质），与 20 个结构相符合，这些结构具有将分配的能量作为内部使用的功能；它们其中三个可能有一个双重的"磁性"方向，如此一来它们的数目便成为 23 个（11+12）。[1]
- 64 个外围呈圆周形的六爻卦，亦即传统中的"天"，符合元素周期表中的 P 与 Q 周期：
  - P 与 Q 周期的前 16 个元素，即 8×2，符合 8 个左右对称的奇经八脉，它们的功能是将三焦所制造的能量分配到外部。
  - P 与 Q 周期的 48 个转化元素，即 24×2，经由同一个周期的前 16 个元素（二乘以八）而生成（或决定特质），符合 48 个结构，这些结构的功能是将分配的能量作为外部使用：
    - P 周期的 24 个元素，形同左右对称的 12 正经。
    - Q 周期的 24 个元素，形同左右对称的 12 经筋。

从这里我们可以特别留意，中国传统的各个能量结构与各个单纯元素之间存在着相似性，甚至与一切系统中的分子层、细胞层及其他都有相似性。如此一来，我们便能够运用这些结构，但要真正懂得如何使用。

---

[1] 由遗传密码来决定特性的氨基酸的蛋白质合成也是同样的情形。20 个氨基酸里有精氨酸、丝氨酸和亮氨酸等 3 个是双向性，因此总数为 23。

双股螺旋 DNA

碳、氧、氮、氢，是四个单纯元素，即四个"能量"，它们是活性物质的基本成分。例如四个含氮碱基：胸腺嘧啶（T）、胞嘧啶（C）、腺嘌呤（A）、鸟嘌呤（G）。它们一方面与糖结合，另一方面与磷酰基结合，形成了核苷酸。核苷酸的线性聚合会形成 DNA（脱氧核糖核酸）。

因此，四个核苷酸形成反方向的排列组合，如胸腺嘧啶－腺嘌呤，或腺嘌呤－胸腺嘧啶，以及鸟嘌呤－胞嘧啶，或胞嘧啶－鸟嘌呤。这些组合是由 DNA 的双螺旋的各股连结而成，因此概括而言有四个负核苷酸（第一股），以及四个正核苷酸（第二股），总共是八个能量结构。而这八个结构经由两个根本力量而连结在一起："水"与"火"，碳水化合物与磷酰基、糖与磷等。它们是生命的十大机能的根源！

此外，若换个角度来看，可以说大自然使用了一个密码系统，以便组合这四个核苷酸和它们在 DNA 每股上的排列，而几千年以来我们的传统早已知道这个密码系统，也就是在三列上，一个基质物与本身相配，并与其他相配，其他的基质物也以此类推，换句话说就是三联体的排列。

因此，一共有六十四个排列可能（$4^3=64$），六十四个三联体，也就是六十四个密码子来进行 DNA 本身的组合，无论是微生物或是植物、动物的 DNA，乃至人类的二十三对染色体，都是一样的情形。

细胞的复制以及人类的繁殖便是由这些染色体来进行的。

DNA 的双螺旋是经由一个称为"讯息 RNA"的第三股来呈现，以便制造蛋白质，而讯息 RNA 本身又并有一个"转送 RNA"的第四股，各股都与前一股反向。因此，概括而言，DNA（64）与 RNA（64）的 128 个潜在三联体对氨基酸的特性有直接的影响，其中只有位于编码区末端、"无意义"

的三个除外，它们分别是 TGA – TAG – TTA[1]。我们前面曾经说过，这三个无法显现的三联体代表了三联体中心。所以，125 个三联体、125 个密码子再度发挥作用，但这一次是根据一个不同的逻辑而在分子层上起作用，但它的数学逻辑依然不变：生命的想象力是弗远无界的！

带着三列（三焦）、集中了 125 个车间的蛋白质制造工厂已准备开始运作；现在只差材料的组合以及制造的顺序。就材料而言，没有任何大问题，它们就近等着被使用；这种凝胶状体在细胞的胞浆里，就像介于果皮与果核之间的果浆。至于制造顺序，我们稍后会说明。

因此，胞浆里存在着细胞胶质，它是一种称为氨基酸的化学物质，目前似乎已发现了二十个不同的种类。RNA 制造工厂从现在起像一个庞大的调车场般开始运作。各列火车逐一形成，每节车厢是一个氨基酸，前后各钩住另一节车厢。每辆火车是一个蛋白质，而且蛋白质的种类有几百种之多。讯息 RNA 的角色就像一个指挥中心，转送 RNA 则钩住那些车厢。细胞的胞浆里进行的就是这种流程。

然而，正如货运火车般，每节车厢都各有自己的目的地，而且是事前根据一个特殊的磁性方向而设定：北、北-东、东、南-东等。实际上，一共有十六个主要的方向需要知道，我们会发现，一旦有了方向，我们以为已知的氨基酸有二十个，事实上却是二十三个，它们与细胞核的 DNA 有关系。确实，这二十个显性的氨基酸各有一个属于自己的化学式，其中三个则有一个双重方向[2]：

• 精氨酸（Arg）向东，是《易经》的系列 10，向南则是系列 14。

---

[1] 更精确地说法为 UGA、UAG 和 UAA，在 RNA 里尿嘧啶取代了胸腺嘧啶。
[2] 参阅附件：DNA 的双螺旋

- 丝氨酸（Ser）向北，是系列 3，向南则是系列 14。
- 亮氨酸（Leu）向东—北—东，是系列 9，向北—北—东则是系列 1。

根据 DNA 的密码子序列，一旦方向确定，二十三个氨基酸的各有特性便形成了。它们有十一个是亲水性，十二个是疏水性。

因而，我们可以建立一个类似中国的能量关系，也就是阴性的、离心的十一个功能性器官，以及阳性的、向心的十二条经脉。这里关系到的确实是二十二个生命创造的能量，即二十二个围绕着"中央圣殿"的物质化炼金术秘诀，同时也是二十二个氨基酸，其中亲水性的十个围绕着"统一体"（系列 14 的丝氨酸，与器官里的胃相似），加上十二个疏水性的氨基酸。

易经系列	亲水性氨基酸	脏腑	易经系列	疏水性氨基酸	经脉
3	丝氨酸	脾	1	苯丙氨酸	脾
6	甘氨酸	肾	1	亮氨酸	心
8	谷氨酰胺	肺	2	色氨酸	胃
8	天门冬胺酸	大肠	2	半胱氨酸	心包
10	精氨酸	心	4	酪氨酸	肾
11	脯氨酸	小肠	5	缬氨酸	大肠
12	谷氨酸二	膀胱	7	丙氨酸	肺
14	丝氨酸	胃	9	亮氨酸	小肠
14	精氨酸	三焦，胰	12	组氨酸	膀胱
16	天冬酰胺	胆	13	蛋氨酸	外三焦
16	赖氨酸	肝	13	异亮氨酸	胆
			15	苏氨酸	肝

工厂运作没问题，但制造的命令如何下达？下令者又是谁？1953 年春

第五章 西方科学：小宇宙、中宇宙、大宇宙

天里的某一天，詹姆斯·杜威·沃森（James D.Watson）与弗朗西斯·克里克（Francis Crick）在剑桥大学的实验室里发现了 DNA 的结构。

直到 20 世纪 80 年代，也就是三十年后，埃提恩·居耶（Etienne Guillé）和他在奥塞巴黎南方大学的研究小组，对表面看似不正常的 DNA 序列开始感兴趣[1]。位于细胞核内临近核膜的四个含氮碱基并非由三联体所组成，而是两两一组，也就是有十六个双联体的可能（$4^2=16$）：在两列上，第一个与本身配对，并与其余的配对，其余的也以此类推。

埃提恩·居耶研究了 DNA 的这些序列后，发现越来越多奇异的现象。首先，有八个序列的存在，而且每个序列对一种特殊金属的振动能很敏感，而这种金属能将它打开并启动它，或者，序列也对一种保存了该金属振动纹（可能是磁性？）的水分子很敏感。再者，这些序列似乎将制造蛋白质的命令传达到遗传密码的中央系统，也就是结构的 DNA 工厂，并依照要求的顺序钩住各节车厢，即氨基酸。借由感应能力探测法，发现了十二个振动的方向，因而能够得知十六个双联体的位置，它们都参与这个"具调节作用的 DNA"的所有八个序列。

这些序列中，有一个是通过硫来启动，另一个则是通过汞，两者有互补的作用。这两个序列完全符合摆锤指示的十二个振动方向：四个对应硫，呈十字状，另外八个则对应汞。炼金术的传统里这么说过："硫是阳性的动力根源，是矿物的精子、生殖的系统，它在惰性的汞上发挥作用，不是让汞受精就是消灭汞。"为了证实这点，埃提恩·居耶和他的研究小组发现，硫也能启动第二列的另外七个序列的功能，汞的序列则未改变。

---

[1] Etienne Guillé（埃提恩·居耶）与 Christine Hardy（克莉丝婷·哈尔迪）：*L'Alchimie de la Vie*（《生命的炼金术》），出版社：Ed du rocher—摩纳哥 1983 年。

有了这八个金属，第一条的每个序列（主要的与次要的）如下，双螺旋的第二条当然便与它相反（TT 对应 AA，GG 对应 CC 等）：

- 铅（Pb）　　　1/CA-AG-GG
　　　　　　　　2/CA-TC-GG
- 锡（Sn）　　　1/CA-CG-AG-GG
　　　　　　　　2/CA-CG-TC-GG
- 汞（Hg）　　　1/&2/GA-CA-GC-CG-GT-CT-GG-CC
- 银（Ag）　　　1/CA-GC-AG-GT-CT-AC-GG-CC-GA
　　　　　　　　2/CA-GC-TC-GT-CT-TG-GG-CC-GA
- 硫（S）　　　　1/AT-AG-AC-AA
　　　　　　　　2/TT-TC-TG-TA
- 铁（Fe）　　　1/AT-AG-AC-GG-AA
　　　　　　　　2/TT-TC-TG-GG-TA
- 金（Au）　　　1/GA-AT-AG-AC-GG-AA
　　　　　　　　2/GA-TT-TC-TG-GG-TA
- 铜（Cu）　　　1/AA-CA-GC-AG-GT-AC-CC
　　　　　　　　2/TA-CA-GC-TC-GT-TG-CC

我们自然地会发现到几个现象：

- 《易经》的系列 1、2、3、4（TT-TG-TC-TA）绝不会与 13、14、15、16（AT-AG-AC-AA）在同序列里[1]。

---

[1] 参阅附件："DNA 的双螺旋与易经"。三联体的前两个基础决定了每个系列。

- 系列 5、6、7、8（GT-GG-GC-GA）与 9、10、11、12（CT-CG-CC-CA）同时出现在两组序列中。
- 含有 AT-AG-AC-AA 的序列都呈正常顺序（系列 13—14—15—16）；含有 TT-TC-TG-TA 双联体的序列则有 TG 与 TC 对调的情形（系列 1—3—2—4）。
- 硫的两个序列（S.1 与 S.2）和经由汞（Hg）而打开的序列是互补的，它们涵盖了《易经》的 16 个系列整体。

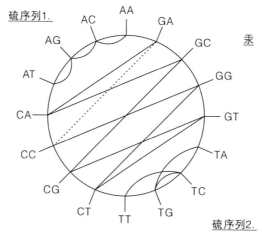

硫与汞的序列由此产生了各由十二个双联体所组成的两种排列：一个含有硫的主要序列，另一个则含有它的次要序列。奥塞南方大学所利用的感应能力探测法，让我们得以确认这两种排列本身的十二个振动性方向。

如果将这八个序列的第一个排列用于中国的能量系统，我们会惊讶它们完全符合伏羲《河图》的相生循环；第二个排列则符合文王《洛书》中所谓的相克循环，而洛书则是八卦的另一种组合！

建设与破坏、架构与解构、卐（svastika）与卍（sauvastika）、诞生与死亡，它们都有永恒的关系：没有死亡与破坏，就没有诞生与建设。

心灵治疗与宇宙传统

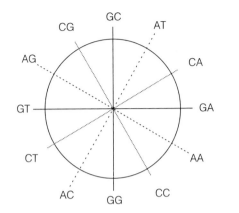
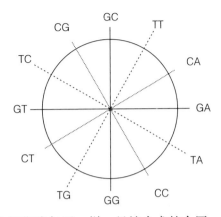

不仅如此，铅、锡、银、铁、铜、金都像硫与汞一样，是炼金术的金属，这六个金属各自启动一种特殊的序列。其中铜最为重要：它是金星的更高一层，是早晨的星星，也是夜晚的星星，是死亡和再生的象征，有红铜与黄铜。铜对身体上或情绪、情感上的巨大压力极为敏感。这些压力经由红铜而对相对应的调节性DNA序列产生影响，该序列在相生的循环中，相当于《河图》中的"构成与生命的循环"。扩大后的DNA的序列经由类似两个音叉而产生的共鸣现象，会引导硫的序列。硫的序列对于相克循环（《洛书》[1]中的解构循环）具决定性。因此，我们会发现，尤其是在某些肿瘤的细胞中，铜会呈过剩现象。

相反地，我们可以假设，灵魂的能量冲动在属于破坏的相克循环中，可在黄铜（Zn-Cu）支配的序列上起作用。这个来自精神上的情绪激烈反应，除非接受它或抒发它，否则会在该序列上产生影响，而且可能刺激它，促使硫序列进入相生循环。而相生循环是生命的循环，是人体重建和谐、恢复健康的一个必要的循环。不过，它目前只是一个假设！

所以，心理物质（psychomatière）以及通过心理物质来下达命令的灵魂

---

[1] Jacques Pialoux（仁表）著作：Le Diamant Chauve（《光钻》）补充III：遗传密码、《易经》与针灸。

为"下达命令者"。炼金术中的八种金属将心理物质所下达的命令一个个传达下去。心理物质消灭惰性的汞，灵魂则让汞受孕。硫正是这种双重作用的工具。

克氏循环

我们之前谈到，人体内有一个运转循环，即内部功能的十一个脏腑运转循环[1]。该循环能让我们对于它们在空间与时间中的连带关系有个概念，而且可推断它们每个所附带的功能势必符合一些特殊的理化反应。

然而，就传统能量学而言，细胞里新陈代谢的重要管道中，"克氏循环"与内部功能循环有一些明显的相似之处。的确，在克氏循环的过程中，我们看到一个乙酸等同物的氧化作用。该氧化作用可从两个不同的角度来看：第一个也是较完整的一个，它让我们知道，这十个连续性中间阶段，会对运作物质的十一个连续状态产生影响。而该十一个连续状态类似十一个内在的器官功能，我们后续会提到。第二个则可看出，由八个构件组成的传统生成系统就如同内部功能循环！

乙酰基的分子辅酶 A 与草醋酸的分子经过初始凝结后，进入或参与这个周期循环的物质（H_2O—辅酶 A—巯基—正磷酸盐—双磷酸鸟苷）便处于中心，从周期循环中脱离的物质（辅酶 A—H_2O—2H—三磷酸鸟苷—巯基）则在外围的圆周上（如下图）。

如中间的圆周上所示，这个周期本身与前述各脏腑在大循环中的顺序有同类型的关系。

此外，在异柠檬酸盐、α-酮戊二酸盐、琥珀酸盐和苹果酸之后所产生的四对氢立刻与 O_2 结合而形成水。由于 H_2O 是产生在柠檬酸盐之后，因此

---

[1] 参阅第四章《中国科学：宇宙中与人体内的能量》。

总共有五个水分子加上两个碳从循环中脱离（该结合中所必要的四个氧原子，理论上可以自草酰琥珀酸和 α-酮戊二酸盐之后产生的两个 CO_2 中减去）。

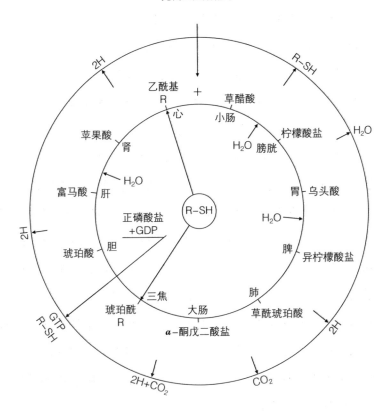

克氏三羟酸循环

R=辅酶 A
GDP=鸟苷二磷酸
GTP=鸟苷三磷酸
HS=硫酸乙酰肝素
2H=二氢
CO_2=二氧化碳

当我们研究这个循环时，有几点须要注意：

- 硫醇（R-SH）在乙酰基和琥珀酰之前便已进入循环中。乙酰基形

第五章　西方科学：小宇宙、中宇宙、大宇宙

同五脏的心，而琥珀酰形同三焦，我们已知这些功能性器官的能量关系。所以，同样的能量，在克氏生成循环中却有两种不同的磁性方位[1]。

- 水（H_2O）在柠檬酸（形同膀胱）、异柠檬酸（形同脾）和苹果酸（形同肾）之前便进入了这个循环。然而，就《河图》里八卦的生成循环或针灸的奇经八脉而言，膀胱是经由东边的阳跷脉而生成，脾经由北边的冲脉而生成、肾经由西边的阴跷脉而生成。换句话说，这三个 H_2O 就某个角度而言各符合北、东、西的三种根本能量。

- 硫醇（R-SH）在草醋酸（形同小肠）与琥珀酰—R（形同三焦）之后脱离循环。在能量学里，它们代表五行中阳的火与相火。

- 水（H_2O）在柠檬酸（形同膀胱）之后脱离循环。由于膀胱的作用，它们的类似性并不令人意外。此外 CO_2 是在草酰琥珀酸（形同肺）和 α-酮戊二酸盐（形同大肠）之后产生，它们的类似性同样也不足为奇，因为肺和大肠与氧化作用有关。另外要注意的是，经由大肠而产生的 CO_2 是借由心包而排出，心包虽然非物质化，但对于生成循环而言，它就在附近的位置。当我们参考《河图》中，由八个构件组成的生成循环的整体时，我们才能更了解克氏循环作为能量发电机时的运作方式：

- 最后，两个 H 是在异柠檬酸（形同脾）、α-酮戊二酸盐（形同大肠）、琥珀酸盐（形同胆）和苹果酸（形同肾）之后产生。我们上面已看过，它们与两个 O_2 结合而形成水。同样要注意的是，两个 H 在大肠之后产生，正好与其他三对氢相反，因为大肠处于中央的位置，所以它

---

[1] 参阅前述的 DNA 双螺旋：心和三焦形同精氨酸

们是根据一个垂直的轴而产成的，与其他形成直角。

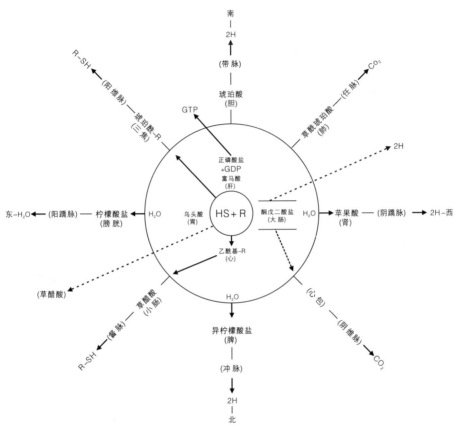

综合上述各点，完整的克氏循环带有十个阶段，正如一台带有八个构件的发电机，而这八个构件包含了具双重生产线的一个中心。目前人们研究克氏循环的方法中都可看到这种情形，只是多了一些颇具成效的快捷方式，而且与上图完全吻合。

事实上，带有八个辅酶作用的典型排列依序如下：乙酰基辅酶A附属于草醋酸—柠檬酸—异柠檬酸—α-酮戊二酸盐—琥珀酰辅酶A—琥珀酸盐—延胡索酸—苹果酸，然后回到草醋酸，与能量的观点完全一致；尽管下图中出现一个似乎完全不为人知的内部循环！

其实我们不必感到惊讶，因为它只是我们之前看过的 11 个功能脏腑的大循环，依序是：1 心与小肠—2 膀胱—3（胃）—脾—4（肺）—大肠—5 三焦—6 胆—7 肝—8 肾。肝此时和心包一样，不具结构性。

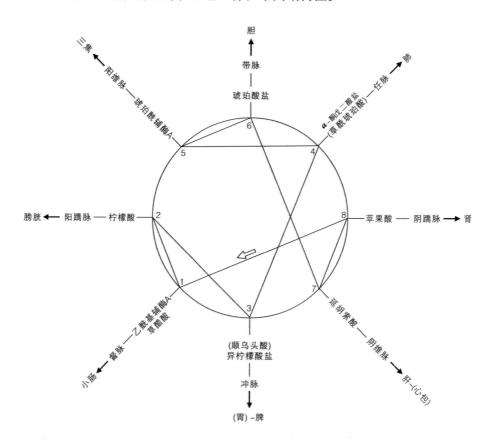

体质与生物电子学：pH–rH2–Rho（酸碱值－氧化还原－电阻率）

我们已数次谈到"体质"与健康，以及阴阳性质的能量之间的关系。一个人体的生物电子定义是根据三个参数而决定：pH 与酸碱度有关，rH2 或 REDOX 与氧化还原有关，最后一个是 Rho 或电阻率。借由路易·克劳德·

文生（Louis-Claude Vincent[1]）所发明的生物电子检测仪，可测出这三个参数，特别是在血液中。这些检测的结果实际上是有关一个人的体质状况是否协调一致，是否导致疾病（外伤或中毒以外）的入侵。

这三个变化概略上涉及人体的电磁机能：

- 第一个机能由 pH 来决定。所谓的电离作用是当氢离子增加时，体内的环境呈酸性；就如我们在调制酸醋酱汁时多加了醋。当 OH—离子增加时，体内的环境呈碱性，就如我们在酸醋酱汁中增加了油的比例。此一作用可形成性质上的变化，酸性相当于生理性的阳（阴为能量性），而碱相当于生理性的阴（阳为能量性）。淀粉类和蔬菜类食物属阴，是阳的能量来源，因此是碱中毒的来源；蛋白质类和肉类食物属阳，是阴的能量，因此是酸中毒的来源。
- 第二个机能由 rH2 来决定。所谓的极性作用是当 H2 分子氢增加时（经由电子的固定：2H+ 与 2e-= 分子 H2），便有了"还原"，就如我们在酸醋酱汁里多加了盐，为了要保存火腿，必须要放入足够的盐。当电子流失时，就会有"氧化"，正如酸醋酱汁里盐的比例减少。火腿若不够咸，便会氧化、腐坏。这个作用可形成量的变化，"还原"相当于电子的能量为实，氧化相当于能量为虚。淀粉类和蔬菜类食物具有"实"的还原作用，并促使上述的 pH 机能进入其阳的能量；蛋白质和肉类食物对阴具有"虚"的氧化作用，因而促使 pH 机能进入它阴的能量。
- 第三个机能由 Rho 来决定。当电解液中的分子集中增加时，电阻率

---

[1] Louis-Claude Vincent（路易·克劳德·文生）：Bio-électronique（《生物电子学》）

会降低，传导性则相对提高，就好比酸醋酱汁中的香料草被绞成碎屑，才能令酱汁绵细柔和。当电解液中的分子集中减少时，电阻率会提高，传导性则相对降低，就好比酸醋酱汁中，有几根过粗的香料草卡在喉咙里。最后一个机能是前两个机能的必然结果，而且密不可分。实际上，它是经由一个热力方程式而与 pH 和 rH2 的变化产生关系，而该方程式唯有在系统只服从熵制造的情况下才会发挥作用。矿物盐的比例会根据它们隔绝或传导的性质而起作用。就能量学而言，电阻率提高时（电解液减少）会有脉迟的现象（一息不足五至）；电阻率降低时（电解液增加），则有脉数的现象（一息五至以上）。

这三个机能之间的关系可根据两个互补的观点而集中在同一个表格中：

第一个是导向"催化医学"及其体质的西方生物电子观点，20 世纪 50 年代梅内提耶（Ménétrier）医师[1]对这些体质下定义并加以说明；第二个是中国在能量方面的观点，它配合了五行，对内伤进行诊断与治疗。1955 年起，贾克·马丁·哈慈（Jacques Martin-Hartz）将这两个观点建立起了它们之间的关系。当时他与梅内提耶医师同在巴黎生物研究中心工作。

根据 pH 与 rH2 的变化，似乎确实可以发现四种状态。与 Rho 有关的第五种状态具有两面性，可与前四个加在一起。整体上的诠释让我们对各人的"体质"上有了一些明确的观念。这四种状态接近最佳值时，相当于身体的状况，与一年中季节的连续变化有关；若能量的质或量出现太过的情形，就有可能成为病症。

---

[1] Jacques Ménétrier（贾克·梅内提耶）：*Les Diathèses—La Médecine des Fonctions*（《体质—功能医学》）

- 对应夏天及五行中的"火",能量为实,阴性的能量主导,形成脉满:阴性的、离心的能量充满对应的整个脉窝。若能量太过而形成病症,则会表现出过敏性的第一种体质,如关节炎之类的疾病。它受催化调节激素—锰(Mn)影响;具有酸性和还原作用的特性;此一能量可称为氢体质。

- 对应秋天与"金",能量为虚,阴性的能量主导,形成脉浮:阴性的能量是离心的,会被带到表层,但由于量少,因此一旦下压,表面轻微的强度会立刻消失,就好比我们按压浮在水面上的软木塞。若能量太过而形成病症,则会表现出衰弱的第二种体质,如结核性关节炎之类的疾病。其催化调节激素为锰—铜(Mn—Cu);具有酸中毒及氧化作用的特性。

- 对应冬天与"水",能量为虚,阳性的能量主导,形成脉沉:阳性的能量是向心的,量少而集中在深层的中央部位,因此感觉上深沉有力。若能量太过而形成病症,则会表现出无反应性的第四种体质,如结核性关节炎之类的疾病。其催化调节激素为锰—铜(Mn—Cu);具有酸中毒及氧化作用的特性。

- 对应春天与"木",能量为实,阳性的能量主导,形成脉紧:阳性的能量是向心的,在表层形成张力,能量充满整个脉窝。若能量太过而形成病症,则会表现出张力障碍的第三种体质,如硬化性之类的疾病。其催化调节激素为锰—钴(Mn—Co);具有碱中毒及还原作用的特性。

- 第五个状态与其他四个重迭,关系到"土"与"相火"之间的平衡,亦可说是关系到体液的电解平衡状态,以维持脉搏及呼吸之间的协调:一息五至。若强度增加或减少,则相关的病症会表现出内分泌失调的第五种体质。其催化调节激素则视情况而定，Rho（蛋白质因子 ρ）升高而脉缓时，催化调节激素为锌—镍—钴（Zn—Ni—Co）；Rho 降低而脉数时，催化调节激素为锌—铜（Zn—Cu）[1]。

针对 pH、rH2 及 Rho 等三个参数的饮食控制，会显现出蛋白质与肉类食物之间的关系。肉类食物会导致酸中毒和氧化作用；淀粉与蔬菜类食物是碱中毒及还原作用的肇因，矿物盐则关系着电阻率。

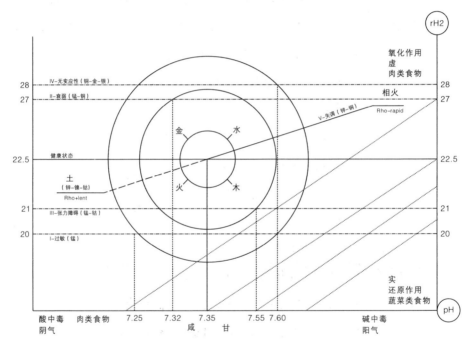

然而，若咸与甜各为阴与阳能量的动力，则肉、蔬菜与矿物等各类的食物，就必须与五行相应的五味协调，以维持整体的正常运作：酸（属木）可控制甜（属土），辛（属金）可控制酸（属木），苦（属火）可控制辛（属

---

[1] 参阅先前我们谈到有关调节的 DNA 与黄铜部分。

金），咸（属水）可控制苦（属火），甜（属土）可控制咸（属水）。

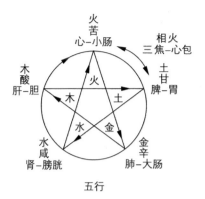

五行

此外，若出现不平衡的情况，则每一味都是治疗的工具。例如，对于衰弱的体质（锰—铜过剩），可多用辛味来治疗，咸味则较偏向用于无反应性的体质（铜—金—银—水过剩）等。

中宇宙

交感神经和副交感神经

我们知道，神经冲动源于交感神经和副交感神经系统。为了便于理解交感和副交感神经的运作，我们首先要了解人体三大器官系统生理的基本定义：

- 五脏—心、脾、肺、肾、肝。其共同点是快速输送血液，向身体其他部位分配血液所承载或需要卸载的物质。
- 六腑—小肠、胃、大肠、膀胱、胆囊和胰（外分泌的）。其共同点是储存并缓慢传递物质或体液，从中提取浓缩纯净的能量，再将这些物质或液体按既定的方向排出。
- 与五脏六腑相对应的五个身体器官和感觉器官，一部分是外围的血液和血管、肉、皮、骨、筋和筋膜，另一部分是舌、唇、鼻、耳、眼。这两部分的共同点是适应、使用或制造物质或体液。在制造的同时按既定的方向输送物质或体液。

这三个系统各具有两方面的特性：

- 由一个主要功能所构成的内部特性
  - 脏的分配功能
  - 腑的储存功能
  - 身体和感觉器官对物质成分的适应、使用或加工功能
- 由一个括约肌所构成的外部特性，这个括约肌实际上或理论上都存在，在正常情况下处于开启或关闭的状态
  - 开启时，便于脏分配能量
  - 关闭时，便于腑储藏能量
  - 开启时，便于身体和感官去适应、使用或加工物质

交感神经和副交感神经分别作用于上述三个系统。交感神经主管紧张，副交感神经则负责抑制紧张。

因此，对五脏来说，交感神经加快收缩节奏，关闭括约肌。例如心脏，交感神经引发动脉血管收缩（括约肌关闭），加快收缩节奏。从能量的角度来看，阳的能量令交感神经加速、收缩。反之，阴的能量则令副交感神经减速、扩张。

对六腑来说，交感神经减慢收缩节奏，关闭括约肌。例如肠道，交感神经减缓蠕动，关闭肛门的括约肌。此时，交感神经受到阴能量的减速作用，以及阳能量的收缩作用。相反地，副交感神经受到阳能量的加速作用，以

及阴能量的扩张作用。

对于身体和感觉器官而言,交感神经加快制造并打开括约肌。例如,交感神经促使肌肤或感觉器官毛孔张开、出汗,并引起支气管、瞳孔扩张,以及心肌血管扩张。此时,对于交感神经而言,这是阳能量的加速作用和阴能量扩张作用的结果。而副交感神经则相反,是阴能量的减速作用和阳能量收缩作用的结果。

内分泌腺

在某些重要的传统中,尤其是中国的针灸学,我们知道介于能量的制造和使用之间,存在着一个能量的分配系统,由所谓的奇经八脉等八个构件所组成。印藏传统则让我们知道,介于心理现象与生理学之间,存在着一个由八个脉轮所组成的系统,并透过我们的灵性演化而形成第九个脉轮来补足这个系统。

就生理学的角度而言,它是一个内分泌的系统,主要有八组内分泌腺:下丘脑、脑下垂体、松果体、甲状腺(以及副甲状腺)、胸腺、内分泌胰腺、肾上腺、性腺。

这主要八组内分泌腺构成了人体所有机能的重要调节激素,同时维持心理与生理的结合,并根据灵性演化再加上第九个腺体,即颈动脉球。

所以,如果我感到害怕,我的肾上腺会制造一种特别的激素,即肾上腺素,因而导致我的血压升高。它同时也能令我生气,以便推开或摧毁令我感到害怕的事物。

内分泌腺究竟如何运作?我们可将外在气温降低作为一例。神经系统首先对这个讯息产生反应并传达出去。为了争取时间,它会引发表层的血管收缩,如副交感神经之类的作用,也就是俗称的毛细孔收缩。

接着内分泌腺，特别是甲状腺开始发挥作用，被释放的甲状腺激素在人体内会导致新陈代谢加速，换句话说便是加速燃烧，以便提高内在的温度。介于神经信息与激素反应的中继站以下列的方式进行：

- 神经系统提出警讯
- 下丘脑回应，并作用在脑下垂体而制造出若干激素物质，即释素
- 轮到脑下垂体来制造一种针对甲状腺而作用的激素，即 TSH（促甲状腺素）
- 甲状腺制造另一种激素，并在目标器官上起作用，也就是在器官或细胞组上发挥作用，进而对该激素释放产生反应。

讯息机制及控制机制的持续存在，是为了知道制造了什么。身为制造者的腺体本身对自己的制造物很敏感，且受到它的抑制，相反地，若缺少则会促进它的制造；这是"feed-back"（反馈）效应。因此，原则上没有激素的储存，而是一种持续的制造，但就量而言并非不变。量会因温度、水分、气压的内在变化而改变，正如周围环境的变化，尤其是季节性与每日性的周期循环。

在激素的调节过程里，我们可概略地得到下列的循环：神经系统－下丘脑－内分泌腺－激素物质的制造－在血液中稀释－目标器官，平行回到腺体－抑制制造－血液中稀释率降低－促进制造以便恢复平衡等。

总之，我们可将激素视为调制若干基因的形式，并导致蛋白质－辅酶及神经递质的合成，进而调节新陈代谢并改变生理的状态。

下丘脑 形同奇经八脉中的"冲脉"，其中央的核正如其名位于脑丘之下。下丘脑分泌所谓的"releasing factors"（释素），会作用于垂体前叶并导致脑下垂体释放相关的激素。此外，垂体后叶并不制造它所分配的激素，这些激素是来自下丘脑。下丘脑－脑下垂体复合物因而支配整个内分泌系统，

特别是自主神经系统为了调节响应而与复合物有关联，因为自主神经系统带有肾上腺素能纤维或胆碱能纤维，有类似交感神经或副交感神经的功能。

松果体 形同"督脉"，在脑部近中央的位置。它一边呈现萎缩，另一边则含有一个腺性部分，在青春期之后出现钙质的沉积，而造成严重的退化。

松果体制造一种抗胜肽刺激神经元的因子，即FAG，经由脑下垂体在生殖器上产生抑制效果。此外，它所制造的血管紧张素原（AGT）能够经由肾上腺皮质来提高醛固酮的制造及褪黑激素（MT）的制造。后者除了具有让皮肤色素消失的作用之外，似乎也具有抗老化的效果。总之，同样也是由松果体所分泌的松果体肽类激素极可能具有降血糖的特性，对甲状腺也能产生抑制作用。

脑下垂体 形同"阳跷脉"，位于下丘脑正下方、颅底蝶骨中的蝶鞍内。它主要由两个部分所组成：垂体后叶及垂体前叶。

垂体后叶的主要功能乃由抗利尿激素（ADH）来完成。抗利尿激素来自下丘脑，作用于肾，支配一部分的水分再吸收，进而达到水合矿物的平衡作用，同时也有血管收缩及血管紧张的作用。此外，催产素对整个生殖器包括乳腺具有一种刺激作用，对膀胱、肠与胆也同样具刺激作用。

垂体前叶有一个多重作用：对于生长、发展、主要几个内分泌腺的调节、新陈代谢、乳腺分泌等调节。如同前述，下丘脑的各中心分泌释素，而这些释素负责调节垂体前叶的各种分泌。这些分泌对所有其他内分泌腺有直接或间接的影响，但这些激素中有七种最为重要：

- 促甲状腺素（TSH），促进甲状腺的分泌。
- 生长激素（STH），亲躯体的激素，作用于内脏和骨骼的生长和乳腺；过剩时会引发高血糖及脂类的活动。

- 促黑激素（MSH），作用于黑色素的生成，也就是皮肤上的色素沉着。
- 促肾上腺皮质激素（ATCH），促进肾上腺皮质的制造，并抑制甲状腺制造甲状腺素。
- 两种促性腺激素：促卵泡生成激素（FSH）与黄体激素（LH）或称促间质细胞激素（ICSH），促进性腺的制造。
- 催乳激素（LTH）促进乳腺的制造。

甲状腺　形同"阳维脉"，位于颈部前下方，后面是第六气管环状软骨。甲状腺一方面分泌含碘激素、三碘甲状腺素及甲状腺素，对于新陈代谢的调节极为重要；另一方面分泌低钙血激素，即甲状腺降钙素，有助于维护生理常数的稳定性。后者与升高血糖的甲状旁腺激素制造有关。甲状旁腺激素为副甲状腺所分泌，本身受制于血钙含量、维生素D及阳光，同时似乎受制于脑下垂体促激素的作用。甲状旁腺激素是甲状腺降钙素的对手，它控制磷的肾分泌，并促进破骨细胞的形成与活动：过高时，会因血磷酸盐过多而引发磷酸盐过多尿，以及血糖过多。

胸腺　形同"任脉"，位于胸骨后方。男性的胸腺会成长至青春期，之后便承受某种程度的退化，无疑是受到性激素的类固醇所影响。它对于免疫系统极为重要，不但参与淋巴器官的构造，同时也与脾及淋巴结相互作用。此外，它还会制造并分泌一种因子，能刺激那些由淋巴形成的器官，因此会产生促淋巴细胞增多因子（LSF），淋巴细胞增多症便是由此而来。

内分泌胰腺　形同"带脉"，位于胃后方。它最重要的是包含了胰岛的α、β及δ细胞。α细胞分泌胰增血糖素，是一种升高血糖的激素。β细胞则分泌一种对抗性激素，即具有降血糖与亲脂性的胰岛素。内分泌胰腺同时也利用协助肝糖原储存而分泌迷走兴奋素，能维持副交感神经的张力；此外，迷走神经是副交感神经的主要表现形式，若出现脑血糖过多时，迷走神经本身便会分泌胰岛素。

胰腺与甲状腺以及肾上腺皮质醇之间的相互作用，是胰腺的调节基础，肾上腺素同时也在这个组合之中。胰腺本身则受脑下垂体的促肾上腺皮质激素（ACTH）控制。

肾上腺 形同"阴跷脉"，位于两肾上方。它包含了两个部分，一个是肾上腺髓质，另一个是肾上腺皮质。

肾上腺髓质分泌肾上腺素和去甲肾上腺素，两者再造交感神经的刺激作用：中央血管的收缩、心搏加快、抑制肠蠕动、支气管扩大、高血压、高血糖等。原则上，肾上腺髓质参与所有交感神经系统的活动，它不但融入其中，而且必须被同化：

- 血压调节
- 血糖调节
- 温度调节
- 配合施力：在运动肌部分令腔壁局部扩张，在内脏部分维持收缩，如此便能将血液送到需要的区域。

肾上腺皮质激素的活动关系到若干不同的血液失衡：

- 皮质酮与皮质醇，即糖皮质激素，它的制造受脑下垂体的促肾上腺皮质激素（ACTH）所控制，作用于电解质的平衡：主要是由皮质醇来控制肝进行葡萄糖的制造、减少它的外围使用、调整蛋白质的新陈代谢、增加脂肪的储存、影响水合矿物的平衡、控制循环中的白血球数量。

- 醛固醇，即盐皮质类固醇，主要作用在肾小管对钠的再吸收。它的分泌不受脑下垂体的控制，而是受血钠含量及循环血容量的影响。它对下丘脑及血管紧张素原（AGT）的直接作用进行响应。
- 雄激素，属于性激素的类固醇，作用是建立肾上腺皮质与性腺之间的关系。

性腺　形同"阴维脉"，位于睾丸或是卵巢内部，负责制造雄性或雌性生殖激素，受脑下垂体所控制。男性的睾丸素是由包围在输精管的莱狄氏间质细胞所分泌。这些细胞的活动极为重要，主要是因为性功能所分泌的雄丸素并不多。女性的雌激素是由黄体内的格拉夫卵泡及黄体酮所分泌。无论是男性或女性，脑下垂体的促肾上腺皮质激素都作用在肾上腺皮质，以便制造雄激素，而雄激素与性腺所制造的激素是相互作用的。

颈动脉体　是第九个内分泌，位于颈总动脉上，与枕骨中心（alta-major）共振。它长期以来一直被视为一个单纯的接收器，而非一个内分泌腺：它来自与松果体同样的一个胚胎构造，郝令（Hering）神经便是自它而来，并经由第九对颅神经连接到延髓；感觉神经作用于心肌自律神经的控制。颈动脉体同时也作用于全身动脉血压的调节，但主要是对脑血压的调节。从颈动脉窦区域起，特别是右边，动脉血压本身扮演兴奋剂的角色：窦性高血压会引发血管扩张、心搏徐缓及系统性的血压不足，反之亦然。

在内分泌学方面，由于我们的知识极为有限，因此针对某个激素以及就传统能量学来诠释某个能量，目前几乎不可能将两者建立起一个直接的关系。

尽管如此，根据中国传统提到的"筋、血、肉、皮、骨"等人体五大机能，似乎可与激素的相互作用相呼应，如我们提到的助长、抑制、促进、延缓或反馈等作用：

- 血糖含量与"筋"和五行的"木"特别有关。肝、胆则与胰岛素及胰增血糖素有关，它们是内分泌胰腺所分泌的主要调节素。
- 免疫性、血管收缩性及镁／铁（叶绿素和血红蛋白循环），与"血"及五行的"火"特别有关。心、小肠、心包和三焦则与肾上腺素、肾上腺乙酰胆碱等主要调节素有关[1]。
- 钠／钾与"肉"及五行的"土"特别有关。脾与胃则与肾上腺皮质的醛固醇，以及垂体后叶的抗利尿激素（ADH）等主要调节素有关。为了支持上述的理论，我们可回想在细胞膜的电位活动中，有极化与去极化的现象。不但有钠泵介入电性活动，其中我们也知道钾的作用，同时还有钾离子信道及钠离子信道，细胞以此构成了生物电子链。若无该生物电子链，任何的神经活动也就不可能实现。只是，同一个细胞有胆固醇的主要成分，而胆固醇的形成则是完全受制于脾所制造的胆固醇分子。
- 细胞的呼吸（O_2—CO_2 循环）及黑色素的生成与"皮"及五行的"金"特别有关。肺和大肠则与胰腺的亲脂激素、生长激素（STH）、垂体前叶的促黑激素（MSH）、松果体的褪黑激素，以及甲状腺所分泌的甲状腺素等主要调节素有关。
- 血钙含量及钙磷循环与"骨"和五行的"水"特别有关。肾与膀胱则与甲状腺钙素，以及副甲状腺所分泌的甲状旁腺激素等主要调节素有关。

此外，我们要记得关系到适应周遭环境的六大外部功能。甲状腺激素、

---

[1] 叶绿素与血红蛋白的斑状核极为酷似，唯一不同处在于：叶绿素嵌合体中心里有一个镁原子，而在血红蛋白嵌合体中心里的是铁原子。

肾上腺素和乙酰胆碱是调节温度与血压的主要调节素。除了这些调节素，我们对于人体如何适应包围着我们的大气温度、湿度及气压所知甚少。

总之，我们必须知道各个内分泌腺所特有的体内调节性质，并参考与其类似的奇经八脉配对与对立规则；对于下丘脑释素及垂体前叶促激素的不断研究，相信是走向充满未来的第一大步。

大宇宙

宇宙的架构

宇宙的三焦里有四个根本能量，是一切生命的基础。我们之前已看过，这些能量都各有一个能量的特殊性、一个它必须完成的运作智慧，因此每个能量都各有其所属的一个意识状态，从中我们可发现它们的活动、逻辑与谐和性。

现在我们知道，在矿物、植物、动物与人类等大自然的四界中，就大宇宙的层面来看，每一界各代表四个根本能量之一，而且各有自己的意识等级。四个根本能量中，有一个是作用于六个方位的三维空间里。

这四界的每一界实际上就是一个能量的单位，与其他三个互补；它的演化等级在每个时刻都和其他三界有所不同。它以整体的或单独的方式与其他三界产生反响。因此我们可以想象，在天文的范围里，矿物界（恒星及行星的庞大形体是矿物界的表现形式）对其他界的影响较小。若其他界的演化阶段与矿物界的差异很大，则其影响更小。因此，矿物界对植物界，接着动物界，最后是人类界所产生的影响越来越小。

此外，我们的银河系是一个完整的能量系统，由于它的螺旋形状，因此可被定义成能量分配的发生器，就像我们为DNA双螺旋所下的定义一样。

是否可能在一个平行的世界里，有另一个与我们银河系相反的银河系？四个正与四个负，即四个物质界与四个反物质界，八个辅助的力量来负责分配宇宙的两种能量，是离心与向心的能量，水与火，也是一切生命的基础。

只是，对我们而言，最明显地，首先是我们自己的太阳系，有十个天体，即八个行星和两个发光体，它们仿佛绕着地球这第十一个星球运转。而且，黄道带的十二星座勾勒出太阳、月亮以及其他行星的航程。十加十二，形成了二十二个宇宙的运转能量，不管是以天文学的或星相学的分析方法，两者都是如此的错综复杂却又不可分割，以致连美国太空总署（NASA）的星历表都以哲学性的，即星相学的黄道十二宫为基础来为星球定位，而非以大自然的黄道来定位。我们刚好利用这个机会马上切入主题。

我们知道春分的时候，太阳位于天空中的一点，即所谓的春分点。根据分点岁差的现象，该点在每年循环的过程中，朝着与太阳运行相反的方向弧度移动，在十二星座的背景上每72年移动约一度。这意味着自从近乎22个世纪以来，春分点于牧羊座的起始，位于牧羊座的0度，这个点共移动了30度，现今在双鱼座大约0度的位置，准备进入水瓶座。如此一来便进入了天文的领域。

长期以来，星相学者始终认为，二分点与二至点这些重要的天文现象与黄道十二宫有关，且决定了春、夏、秋、冬等四季的运行，因此也决定了生命的周期循环。这在黄道上会产生一种相对性，也就是太阳在牧羊座0度的位置，显示春天的开始是3月21日，即春分的同时，巨蟹座0度是夏天的开始，即6月21日。天秤座0度是秋天的开始，即9月21日。摩羯座的0度是冬天的开始，即12月21日或22日。

因此，就连科学的层面点都保留了一种"哲学性的黄道"。记载于星历表上的是十二宫，而非真实的十二星座。在该黄道中，太阳永远是在牧羊座 0 度 3 月 21 日的位置。

正如我们之前说的，这个 0 点即春分点，每 72 年移动一度，因此长久以来哲学性的牧羊座 0 度已不再符合牧羊座的 0 度。这同时也意味着黄道的每一宫都有一个深远的意义，与大自然的演化有关，特别是植物在每年循环过程中的演化。

我们须要留意黄道各宫有两种组合。第一种与火、土、风、水等西方的四个元素有关，因而三个形成一组，共有四组：

- 火：　牧羊、狮子、射手
- 土：　金牛、处女、摩羯
- 风：　双子、天秤、水瓶
- 水：　巨蟹、天蝎、双鱼

第二个组合是根据它们的基点、中间或最后的位置来决定主动、固定及变动或共有的三个交叉十字：

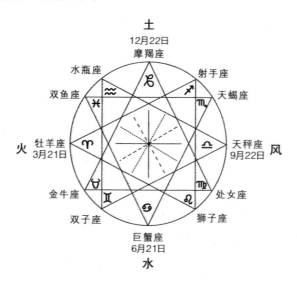

- 主动星座：牧羊、巨蟹、天秤、摩羯，与天文学的二分点及二至点等重要信号有关。
- 固定星座：金牛、狮子、天蝎、水瓶
- 变动星座：双子、处女、射手、双鱼

在十二宫的背景上，现在有了十个"星球"，亦即十个星体，其中八个是行星，二个是发光体，并根据它们各自所属的一个周期来移动。

- 太阳　　☉　　有一个365又1/4天的明显周期，符合围绕着它每年地球的公转时间。
- 月球　　☽　　用大约29天的周期来完成它绕着地球的公转
- 水星　　☿　　用88天的时间来完成它围绕着太阳的公转
- 金星　　♀　　用224又1/2天完成它的公转
- 火星　　♂　　用1年322天
- 木星　　♃　　用12年
- 土星　　♄　　用29又1/2年
- 天王星　♅　　用84年
- 海王星　♆　　用165年
- 冥王星　♇　　用248又1/2年

这些星球中的最后三个不久前才被发现：天王星于1781年3月13日被威廉·赫歇尔（William Herschel）所发现；海王星于1846年9月23日被约翰·伽勒（Johann Galle）所发现，而且是根据勒维耶（Le Verrier）的计算而发现了海王星；冥王星于1930年2月18日被克莱德·汤博（C.W.Tombaugh）所发现，其位置正是帕西瓦尔·罗威尔（Percival Lowell）

已预见的冥王星位置。

与此同时，从 1801 年到 1807 年之间，绕着火星及木星轨道运转的无数小行星群之中，人类发现了最大的前四颗，相当于一个无法形成结构的星球[1]：

谷神星	⚳	1801 年 1 月 1 日由朱塞普·皮亚齐（Giuseppe Piazzi）发现。它用 4 年又 219 天的时间完成绕着太阳的公转
智神星	⚴	1802 年由海因里希·奥伯斯（Heinrich Olbers）发现。用 4 年又 223 天完成它的公转
婚神星	⚶	1804 年被卡尔·哈丁（Karl Harding）发现。用 4 年又 128 天完成它的公转
灶神星	⚵	1807 年由天文业余爱好者海因里希·奥伯斯（Heinrich Olbers）发现，用 3 年又 230 天完成它的公转

在几千年的期间里，天文学家和星相学家只认定七个星球和黄道十二宫，并将这两者相提并论。他们认为每个星球根据一个极为严谨的逻辑来主宰一或数个星座。而此一逻辑一开始乃根据太阳与月亮的位置而定：

- 太阳　☉　　燃烧的太阳只能支配一个太阳的火象星座，是神的启示来源的指示，即狮子座 ♌

---

[1] 就能量的角度来看，这似乎是唯一一个值得我们研究的科学性假设，因为小行星带形同心包的功能，作为人体器官时不具结构性，这个能量位于肺与大肠之间，肺形同火星，大肠形同木星。另一个科学假设则认为小行星带上的星球来自一个已爆炸的星球，这个星球可能是直接爆炸，或是与一或数个其他星体碰撞而爆炸。

- 月亮　　☽　　冰冷的月球须支配一个水象星座，即伴随它在侧的巨蟹座 ♋

顺着太阳穿越各宫的航程方向离开狮子座后，支配第一个星座（处女座）的星球是离太阳最近的星球：水星；下一个星座是天秤，由下一个星球（金星）支配；火星、木星和土星都以此类推。但依然剩下五个星座，于是便以同样的方式来推算，只是与离开巨蟹座的航向相反，最后建立了各星球的宫位如下：

- 太阳　　☉　　狮子　♌　　　　　　　的主宰星
- 月球　　☽　　巨蟹　♋　　　　　　　的主宰星
- 水星　　☿　　处女　♍　及双子　♊　的主宰星
- 金星　　♀　　天秤　♎　及金牛　♉　的主宰星
- 火星　　♂　　天蝎　♏　及牧羊　♈　的主宰星
- 木星　　♃　　射手　♐　及双鱼　♓　的主宰星
- 土星　　♄　　摩羯　♑　及水瓶　♒　的主宰星

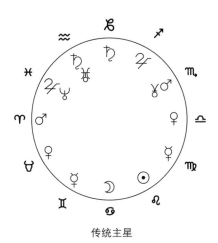

传统主星

由于太阳从狮子座出发直到摩羯座，并给予每个星球一个宫位，所以，当最后三个星球被发现时，便决定天王星共同主宰水瓶座。接着在1846年决定了海王星共同主宰双鱼座。1930年，在发现了冥王星之后，同样的逻辑让人首先想到，这个新的星球应该主宰下一个星座，即牧羊座；然而却忘了牧羊的0度与春分点的直接关系，构成了一个无法跨越的界线，因为春分点是生命更新的来源点！很快地人们便意识到要开倒车，并以反方向重新来过。从双鱼座开始分配四格，以便在天蝎座找到冥王星的宫位。因此，冥王星与火星共同主宰天蝎座：

- 天王星　　♅　　与土星　　♄　　共同主宰水瓶　♒
- 海王星　　♆　　与木星　　♃　　共同主宰双鱼　♓
- 冥王星　　♇　　与火星　　♂　　共同主宰天蝎　♏

很明显地，人们在这个整体中试图将最后陆续发现的天王星、海王星、冥王星等三个星球加到原七个星球的组织中，更何况小行星及地球这些"星球性"的物体，两者也都应该被加到我们的分析中！关于小行星，直到目前大家对它依然存在一堆的问题。

其实，有了关于所有能量系统运作规则的知识，以及必要的相关模拟法，我们可以轻易地找回星球及十二宫的真正关联，就像在人体中的各脏腑与作为它们天线的经脉的关联。

因此，现在要做的是为一个新的"星相学"下定义。它是一个"能量星相学"，不但要考虑到最新的科学发现，同时要将它建立在具有数学严谨性的规则与法则等基础上。

能量星相学

我们还记得人体内有十一个脏腑，再加上第十二个，也就是无法具结构性的心包，此外还有十二经脉，作为这些脏腑的表层天线，它们和宇宙层面有很显然的相似性。宇宙中存在着十一个具结构性的星球，加上第十二个无法形成结构的小行星带，以及作为外围天线的十二宫。

我们首先从十二宫开始，第一宫是牧羊，相当于春分时大自然中生命能量的上升。这个能量透过十二宫而在整年的时间里表现出来。我们也还记得同一个能量，亦即中国能量学中的"气"，每天清晨三点（太阳时间）来到肺经，这个气透过针灸十二经脉而在中国的十二个"时辰"中显现。

在宇宙能量变化的年周期里，从牧羊到双鱼的十二宫展现，就像生命能量变化在昼夜循环中十二经脉的展现，从肺经到肝经：

- 牧羊　　金牛　　双子　　巨蟹　　狮子　　处女
- 肺　　　大肠　　胃　　　脾　　　心　　　小肠

- 天秤　　天蝎　　射手　　水瓶　　摩羯　　水瓶
- 膀胱　　肾　　　心包　　三焦　　胆　　　肝

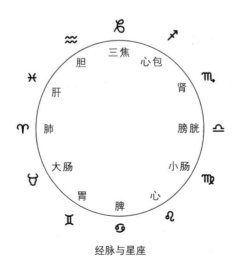

经脉与星座

第五章　西方科学：小宇宙、中宇宙、大宇宙

我们已看过，在中国的能量学和胚胎生成里，脏和腑是以某种顺序而形成结构。接着从心到肾，根据一个大循环开始运转，而大循环中不具结构性的心包位于肺与大肠间[1]。

我们的太阳系则是从太阳到冥王星的运转，各星球依序位于一个离中心的太阳越来越远的轨道。小行星带则是一个不具结构的星体，以谷神星、智神星、婚神星、灶神星来代表。小行星位于火星和木星的轨道之间。因此脏腑与星球之间似乎确实存在着一个模拟的逻辑，就像十二宫形同十二经脉，而且各自的运转有一定的顺序[2]：

- 心　　　小肠　　　膀胱　　　胃　　　脾　　　肺
- 太阳　　水星　　　金星　　　地球　　月球　　火星

- 心包　　大肠　　　三焦
- 谷神—智神—婚神—灶神星　　　　木星　　土星

- 胆　　　肝　　　　肾
- 天王星　海王星　　冥王星

小行星带完全形同心包，就像太阳形同心、月球形同脾等。

---

[1] 参阅第四章《中国科学：宇宙中与人体内的能量》。
[2] *Le Diamant Chauve PLUS*（《光钻》增订版）中有论证说明。

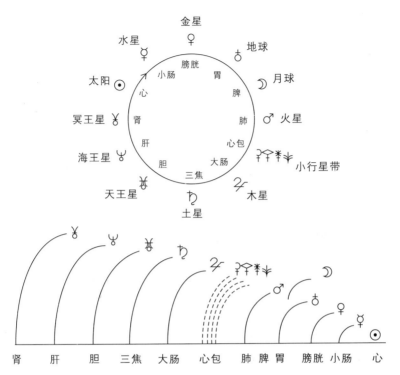

现在我们只须利用脏腑—经脉的直接关系，把各星球与作为外围天线的十二个星座连结起来，如此我们便可得到每个星球的正确宫位；它们之中大部分都不会改变宫位，但每个星球只配一个星座，每一个星座只配一个星球。

星球	功能脏腑	经脉	宫
太阳	心	心	狮子
水星	小肠	小肠	处女
金星	膀胱	膀胱	天秤
地球	胃	胃	双子
月球	脾	脾	巨蟹
火星	肺	肺	牧羊

第五章　西方科学：小宇宙、中宇宙、大宇宙

(续表)

星球	功能脏腑	经脉	宫
谷、智、婚、灶神星	心包	心包	射手
木星	大肠	大肠	金牛
土星	三焦	三焦	摩羯
天王星	胆	胆	水瓶
海王星	肝	肝	双鱼
冥王星	肾	肾	天蝎

继上述的发现后，有几点补充说明如下：

- 谷神星、智神星、婚神星和灶神星代表小行星带，主宰射手座，木星则因此落座于金牛座。
- 地球主宰双子座。当我们用星相学来看待时，双子座的位置和在天文学中一样，与太阳的位置呈对角。

至于其他，唯一而且极为重要的改变，就是现在每一宫只有一个主宰星！

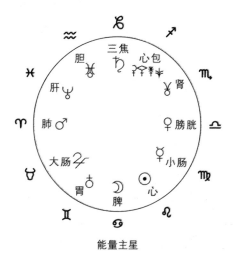

能量主星

最后要补充的一点纯属乐趣。那就是在炼金术中，铅是木星的金，好比中国能量学的三焦，同时也是古埃及神话人物托特（Thot）的金，后来成了古希腊神话的"三倍伟大的赫耳墨斯"（Hermès Trismégiste），也就是将一与二连在一起之人；他将神的三面结合在一起，即阿蒙（Amen）、拉（Ra）、卜塔（Ptah），而且是天文学、神学和医学的守护神。

还有谷神星，19世纪时它是第一个被发现的小行星，符号几近土星的镜子反射效果。只是，形同土星的三焦，就中国能量而言是阳的相火，而形同小行星的心包是阴的形态。

天啊！这些传统所呈现的不同形式与它们的统一体，是多么的美妙啊！

第六章　脉轮、奇经八脉内分泌腺

万用方程式

根据传统，一切产生自"一"，一切根本上都因为有"一"。"一"因极性而产生了"二"，但正因为有极性、有分离，所以有三，尽管它还只是空无，是它将前两个连接在一起！因此，"一"必然由"三"来体现。"二"只是一个从"一"的外表而下的最基础、最初期的定义。"二"是得自"一"和"三"的数学方法。"一"是一个深奥的中心（C），而"三"是"一"的现象表达（P）；"二"是显现的基质（S）。若空无是中心，那么它同时也是外围。所以空的双重性让我们得到了下列的方程式：

$$\frac{C+P}{2}=S=\frac{1+3}{2}=2$$

在西方的传统里，人们讲到上帝，他是无限的意识（C），存在于三者中（P），他有天与地作为基质（S），以二元性的方式出现在人类中！对于上帝的观念，我们可将印度的版本与它做比较。奥罗宾多（Shri Aurobindo）在《神性的生命》（*La Vie Divine*）和《三部奥义书》（*Trois Upanishads*）中提到："Sachchidananda 乃超然意识的存在，是上帝或至高无上的真相，由三个元素所组成：

- 至高无上的存在——Sat，即物质的神性对等物
- 至高无上的意识——Chit，即他是至高无上的、自由的、一切的创造意识

- 至高无上的喜乐——Ananda，即充满了喜乐。"[1]

因此，我们从"一"与"三"当中发现了"二"，但只有从"二"当中，我们才能感应到"一"与"三"。

从观察中，我们可以得到相同的结论。例如，一颗由碳（C）所构成的八面体钻石，唯有根据它的表面、它的中心，以及连接表面与中心的本体才得以存在；但我们需要以一种特殊的方式来说明，以便探得作为其现象表达（P）的这三个层面。还有一种较为基本的、明显的领会方式是看得到的部分（表面）加上看不到的部分（隐藏在表面下，深层的部分）：当我们将钻石击碎时，便会发现它深层的部分、它的本体，但却不是它的中央、它的"本源"中心！换句话说，我们只会发现它的两个补充面，即它已出现的基质：

$$\frac{C+P}{2}=S=\frac{1+3}{2}=2$$

我们可利用这个方程式，让人的七个意识载体（即九个脉轮）和八组内分泌腺两者之间所存在的关系明显地呈现出来。现在让我们回到一个单一的整体，它的数值为七，也就是说由六个外围面加上一个中心所构成的一个整体（八面体的六个顶点加上它的中心），即一和七位一体的人。

七个意识载体则被视为一个新体系的中心（C）；但该中心的中心被定义为三位一体。这个新体系的现象表达（P）因而有九个形态（六个外围和三个中心：九个脉轮），而方程式让我们知道对应它们且已出现的基质如下：

$$\frac{C+P}{2}=S=\frac{7+9}{2}=8$$

八个内分泌腺组（相对于八条奇经八脉）构成内在的、中心的七个意识载体的显现基质，而九个脉轮则为现象的表达。这七个载体是由灵性的

---

[1] Shri Aurobindo（奥罗宾多）：*La Vie Divine*（《神性的生命》）。*Trois Upanishads*（《三部奥义书》）

阿特密层、直觉的菩提层、抽象性心智的上层末那、具体性心智的下层末那、星体层、上层的以太物质层、下层的内聚物质层所构成。

同时，我们也记得，这些意识层中有两层各透过两个脉轮来显现：物质以太层有脾轮与生殖轮；具象的心智层则有喉轮与枕骨轮。后者在内部蜕变的过程中成长，且特别运用了中间心智层的原型力量来发展。这个程序对奇经八脉产生影响，并令存在于胚胎或圣人之中[1]的督脉和任脉重新启动作用。同样地，这个程序对内分泌腺也有影响，并令颈动脉体更为活跃。

在下表中，我们可以看出，在每一个意识层中都存在着所有的能量中心，若不是脉轮，便是奇经八脉，否则就是内分泌腺。但是，每一层都有一个最根本的能量中心，其他则是从属的中心：在肉身内（中间的物质层）主要的是肾上腺；下部以太物质体内主要的是冲脉；上部以太物质体（上部的物质层）内主要的是心轮……，灵性载体（阿特密层）内主要的是顶轮。

意识阶段	内聚生存意志	直觉性	感官性	情感性	思考性	智性活动	爱-智慧	生存意志
灵性	底轮	脾轮	生殖轮	脐轮	喉轮	额轮	心轮	顶轮
直觉	底轮	脾轮	生殖轮	脐轮	喉轮	额轮	心轮	顶轮
上层心智	底轮	脾轮	生殖轮	脐轮	喉轮	额轮	心轮	顶轮
下层心智	底轮	脾轮	生殖轮	脐轮	喉轮	额轮	心轮	顶轮
星光体	底轮	脾轮	生殖轮	脐轮	喉轮	额轮	心轮	顶轮
上层以太	底轮	脾轮	生殖轮	脐轮	喉轮	额轮	心轮	顶轮
下层以太	阴跷脉	任脉	阴维脉	带脉	阳维脉	阳跷脉	冲脉	督脉
肉体	肾上腺	下丘脑	生殖腺	内分泌胰腺	甲状腺	脑下垂体	胸腺	松果体

隐藏的力量

---

[1] 赵避尘：《炼丹经书和道教心理学》

脉轮（Chakras）

"Chakras"一词指的是轮子或转盘。我们曾经提过，从阿特密层到上部的物质层，所有的意识层都有这些能量中心；但我们所感兴趣的是作为中继站的能量中心，它们位于上部以太物质体内的表层，离稠密体外部仅数公分的距离。这些能量中心乃源自于原始的力量[1]。

对于具有超感官知觉者而言，它们是一种碟状的气旋，类似旋涡。它们是以太体的生命根本，发展也因人而异。当它们未被开发时，会呈若隐若现状态，仅显示维持生命的必要力量。之后，经过发展，它们会颤动并闪耀着光芒，同时形成直径10到15厘米的转轮。

脉轮有两大功能：首先，它们专门吸收生命粒子的"普拉纳"（prana），并将之分配到以太体及稠密体中，以维系生命；接着，当它们被唤醒时，会将各相关意识载体所属的性质带到意识层上。这些连结必需经过稠密体中的奇经八脉和同类的内分泌腺体来进行。它们的发展便是以这种不充分的方式进行，例如，无法记得在物质体以外实现的星光体经验或心智经验。

紫、蓝、绿、黄、橙、红或粉红等七种普拉纳存在于各自的脉轮中，但根据对应的能量中心，其中有一种始终主导着其他的普拉纳。脉轮的中心有如正电子中心，普拉纳从当中顺着"原始力量"层的垂直方向与原始力量同时涌出。两者照射在脉轮层中，其转向就如一个轮子的半径，射线则分成数片花瓣，视不同的脉轮而定。

这些光芒就像螺线管制造出一个与电流垂直的磁场一样，普拉纳和

---

[1] 参阅第三章《印藏科学：宇宙层次与意识载体》。

原始力量的流动光线会促使辅助的、垂直的生命力量穿过光芒上下而旋转波动，就像一个阀门系统里的运作。每一个辅助的力量是由一个生命力粒子的正电子所构成，因此拥有它特别的波长：紫、蓝、绿、黄、橙、红或粉红。

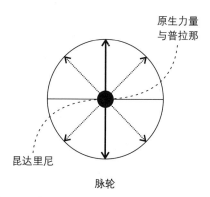

脉轮

来自脊柱底部的"昆达里尼"，是地的能量，经过一条以太茎，即梵脉（nadi）来到脉轮与生命力（普拉纳，即天的能量）相遇；两者结合为一后垂直地照射在穿轴上，并使它在脉轮中循环流动。于是，昆达里尼和次生命力粒子普拉纳开始摩擦，因为它们彼此反向转动，就像迭瓦状排列的两片砂轮般；普拉纳呈逆时针左旋，昆达里尼则右旋。其所产生的一种巨压，造成了个人磁性、内分泌腺体及神经丛的活动、神经液的循环、整个人体内的生命力分配、体温调节等。

九个脉轮在这个上部以太物质体内，是主要的能量中心，呈莲花状绽放。其中六个脉轮的根部位于脊椎后方。它们的茎向下弯，同时朝向身体前方，最后形成一个旋涡，或轮子、或转盘、或莲花，而花瓣的片数则各有不同，我们刚刚已提及。另外两个头部的脉轮则位于矢状轴里。最后一个是脾轮，在横膈膜的区域，偏向左边第十一肋骨尖端。

脉轮	梵文名称	根部	针灸穴位区	载体
顶轮	Sahasrara	松果体	百会	灵性
额轮	Ajna	脑下垂体	印堂	高等心智
枕骨轮	(Alta Major)	第1颈椎	臑腧	中等心智
喉轮	Vishuddha	第3颈椎	哑门	次等心智
心轮	Anahata	第7颈椎	百劳	直觉
脐轮	Manipura	第8胸椎	无穴位	星体
脾轮	Svadhisthana	第11左肋端	章门	以太
生殖轮	Svadhisthana（续）	第2腰椎	命门	以太
底轮	Muladhara	第5荐椎	无穴位	内聚

此外，还有二十一个较次要的能量中心分布如下：

- 二个在耳前方，靠近颌关节
- 二个在乳房正上方
- 一个在锁骨接合处，位于胸叉骨中，与前两个构成一种三角形关系的力量
- 二个在手掌中
- 二个在脚板底下
- 二个在眼睛正后方
- 二个与性腺相连
- 一个靠近肝
- 二个在膝盖后方
- 一个与迷走神经紧密相连
- 一个在脐下方，与底轮及生殖轮构成一种三角形关系的力量
- 一个与胃相连

只是，目前我们仅先讨论主要的九个脉轮。现在我们要针对它们不同的特性做进一步的探讨。

脾轮（Svadhisthana），是由六道光芒和六片花瓣加上一个中心所构成，负责物质体的生命活力。它的中心对应次等以太中的冲脉；在稠密肉体里则对应下丘脑。

这个中心的功能是吸收大气的生命力粒子，换句话说，就是地球的能量；接着再将它们分解，并将它们充满特定普拉纳的正电子配送到物质体的各个不同部位。

生命力的粒子首先渗入脾轮并分裂成七个正电子，每个正电子载有七种普拉纳的其中一种。这些正电子随即被转动的次要力量所接收。六道光接着各自占有不同正电子中的一种，并传送到脉轮中，或是物质体对应的部位；粉红色的第七道光芒则涌入中心或脾轮本身的涡流中，再从当中被分配到所有的神经系统里。这道光的种类相当于原始的正电子，其他六个次要的电子来到它的周围集结，并形成生命力的粒子。神经液负责输送它，是它构成了该系统的生命，在某些情况下可经由磁力注入病人的体内。

能量从脾轮往外输送乃根据五种能量流来进行。粉红能量流针对神经，并与红色及蓝色能量流会合。古梵文的文章中详述了五种能量流（Vayous）之间的区别。格兰达经（Gheranda Samhita）里提到：

普拉纳[1]（黄色）永远在中心移动，Apana（橙色）在肛门的区域，Samana（绿色）在脐附近的区域，Oudana（蓝—紫）在喉部，

---

[1] 普拉纳（Prana）一词在此处有特别的含义，与其他四个能量的性质有关，而非习惯上所指的天的能量。

Vyana（粉红色—红色）则在身体的所有部位。

值得注意的是心轮、底轮、脐轮、喉轮及脾轮本身等五个主要中心所出现的近似性。不过，有了这五个能量流后，九个脉轮才能接收适合各自所属的普拉纳性质：橙色对底轮，红色对生殖轮，粉红色对脾轮本身和神经系统，绿色对脐轮，黄色对心轮，天蓝色对喉轮，钴蓝色对枕骨轮，靛蓝色对额轮，紫色对顶轮。

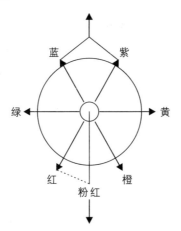

在更深入探讨前，让我们回想一下，几亿年前的初始，星光体相对于外在的世界几乎不具生气与活力。是脾轮开始以普拉纳的能量，为星光体带来活力，但脾轮本身依然有部分呈睡眠状态，它透过生殖轮而出现了最初始的活动。与此同时，底轮带来了昆达里尼的力量，并开始展现了生存的意志。接着，因为脐轮而有了感受的能力，并感受到星光层上所存在的影响。此时轮到最初就潜在的心轮苏醒过来，并开始能够理解其他星光实体的振动意义而给予善意的响应。当喉轮苏醒时，在星光层上便具有听觉能力。脾轮正是在这一层中达到成熟境界，它通过心轮而得以在星光世界中移动，同时有了创造能力。最后，额轮和顶轮相继苏醒，前者在星光层上带来了视觉的能力，后者带来了灵性的能力。

在数百万年的整个演化过程中，因之前的一切所产生的一种模糊反射，开始在物质层上缓慢地显现了以太中心和内分泌腺。渐渐地，以太中心会跟着进行类似的程序，因而肉体会获得相关的能力。这些能力经过净化、精炼后，会使肉体配合各个不同的意识层开始有意识地运作：此乃对应昆达里尼苏醒于以太层上。

人的脾轮及心轮被唤醒后，对于在星光世界中的活动与直觉上的性吸引开始有轻微的意识。当轮到底轮苏醒时，便能意识到生存的意志力。脐轮被唤醒后，便能体会到星光世界中愉快或不愉快的感觉。心轮醒来后，人对于他同类的快乐与痛苦便具有直觉性的意识。当喉轮被唤醒时，便能有意识地听见以太世界及星光世界的低语声，这个能力在发展到极致时，便是人们所称的"灵通"。就这样，脾轮同时与生殖轮完全开展到极限。人能够清楚地意识到他在星光世界的移动以及繁殖的能力。额轮被唤醒后，超感官知觉便会开始发展，因而在以太和星光层中具有视觉能力；该第六感官会逐渐变成奥秘的意象。最后，顶轮苏醒后，人便具有一种持续性的意识，而不会被中断，无论是否结合了或分离了物质界与星光界所对应的载体。

有了这个整体性的观念，我们便可继续深入探讨各主要中心的特性。

顶轮（Sahasrara padma），代表它的是千瓣莲花（Brahmarandra），对应中央的灵性太阳。经过第三次启蒙后，它开始进行功能性的活动，并输送"统一体"的能量或神性的意志观。顶轮经由灵性演化期间所建造的彩虹桥（antahkarana），连结了物质、星光、心智等三位一体的人格。在演化的旅程里，它在物质体内代表中心，相当于"香巴拉"（Shambhalla），后者是上天意志所在的地球中心。因此，它记录了神的旨意，而且它与底轮的关系相当于太阳系的"电火"。此外，他也是意识线被固定的所在中心。

它的肉身表征为松果体，并经由奇经八脉中的督脉与之相连。松果体或松果腺在童年时极为活跃，直到"上帝的统一体"（Monade）所希望成为的模式足够明显，让这个正在化身的人确实停留在他的物质体中。接着，他会发生某种退化现象。在演化的最后阶段里，他会再度活跃于地球上，以介质之姿展现意志的能量和神性旨意。

已显现生命的三方面能量会集中并合成于顶轮。这些能量有：灵性三位一体（上帝统一体在不具形式的世界中的显像）、三位一体的自我性莲花（灵魂的三个形式），以及三位一体的人格（物质的、星光的和心智的人格）。意识的、意志的与创造力的能量在顶轮汇合，以便完成神性面的合成。

当演化完成且达到解放时，只有千瓣莲花这个能量中心会维持倒转的姿态。莲花茎，也就是刚刚我们提到的彩虹桥会扬起至七重天，而将修士与第一个重要的地球中心（Shambhalla）连在一起。其他脉轮在开始时呈现倒转的姿态，并花瓣转向脊椎底部。在演化期间，它们逐渐绽放花瓣，然后慢慢向上仰起。

额轮 （Ajna）是整体而具作用力的人格表征，相当于物质性的太阳，于第五次启蒙时开始全面起作用。当它在第五次启发期间，它的角色是分配第三种神性形式能量（即积极的智能）的器官。由于它透过创造线而与人格相连，所以与喉轮（创造性活动的能量中心）及生殖轮（生殖能量中心）有密切的关系；同样地，额轮（神性存在意志的能量中心）与底轮或尾骨中心（生存意志的能量中心）有密切的关系。

当额轮与喉轮之间有了积极的相互反应作用时，结果便产生了一个具创造力的生命，以及神性的思想显现。额轮、喉轮及生殖轮所结合的力量产生了"摩擦而来之火"的最强显像。第四等级便是透过额轮这个中心在其所属的宇宙层中表现出来。我们的等级与大自然第四界（人界）便是在这个能量中心里相遇、融合。

顶轮将上帝的统一体与人格联系在一起。额轮将灵性三位一体（上帝统一体的表现）与人格联系在一起。额轮记录了创造的旨意，它不是创造性器官的性质（不像喉轮的作用），而是融入了创造性活动的意愿（亦即爱），与心轮有关联。

额轮的表征是透过阳跷脉相连的脑下垂体。它所表达的是想象与欲望的所有最高形式，所以结合了喉轮的创造性能量与心轮真爱欲望的崇高能量。

额轮主要由两大花瓣与九十六片小花瓣所构成。两大花瓣各向前额左右延伸，象征的是物质与心灵之路。

喉轮（Vishuddha）的根部位于脑脊柱后方，当它达到全面作用时会向上延伸来到延髓。在演化的启蒙阶段期间，它的十六片花瓣会朝向下方，首先包住甲状腺与甲状旁腺，它们是喉轮的肉体表征，经由阳维脉与之连接。之后，喉轮的莲花会慢慢转向，花瓣朝上如同一顶花冠，并包住颈动脉体与延髓。

由此，我们知道，枕骨轮（Alta Mayor）经由督脉—任脉的中央能量流连接它的肉体表征颈动脉体，配合灵性的演化而相当于喉轮的延伸；它与具象心智体、即原型力量的第四个分层形成一个重要的连结。

当第一次启蒙的经验点达到时，喉轮会展开一个重要的活动，对于大部分的追随者与修习弟子目前就是这种情形。它是创造性能量即第三个神性面——积极性智能的能量分配器官。我们曾经提过，主要有三个中心连结到该第三面：心轮针对凡人；喉轮针对追随者及实习弟子；额轮针对弟子与修士。

喉轮通过创造线（pingala，右脉）与人格（物质的、星光的、心智的）相连，透过意识线（ida，左脉）与灵魂相连；透过生命线（sutratma 或 sushumna，中脉）与上帝统一体相连。它透过彩虹桥（antahkarana）则未与任何神性面相连，因为在额轮上已有一条线将灵性三位一体与人格直接相连：生命（上帝统一体）、性质（灵魂）以及形态（人格）等三者集中于头部，并经由顶轮、额轮及枕骨轮发挥作用。

实际上额轮只有在彩虹桥建立后才会启动它的创造性活动，而彩虹桥在大部分的情况下是不自觉地建立而成的。在此之前，喉轮是创造的中心，而在启蒙期间，心轮则为生殖的中心。此外，只有当创造性生命自喉轮移转后，才能进行彩虹桥的建立。

喉轮是人类智能方面的表现所在，亦即我们称之为"人类"的大星球中心的创造性能量。关于这点，我们已经提过，三个主要的地球能量中心分别是："香巴拉"（Shamballa）、"各阶神祇"（Hiérachie）以及"人类"（Humanité），它们依序代表了意志或旨意的第一道光、代表爱—智能的第二道光、代表记忆—活动或积极性智能的第三道光等能量。当接近完美时，香巴拉的能量会经顶轮流入，各阶神祇的能量经心轮流入，人类的能量则经喉轮流入。此时，额轮成为三者的汇集中心并进行运作。当人类结合了人类之上的三界与人类之下的三界时，其在这个地球上便达了到演化的目的。

喉轮是创造性言词的器官，并记录了灵魂的意图或旨意，而额轮传达灵魂的意图是为了表达真理或事实，因此而产生的结合与心轮的创造能力为同属性，但却更高一级。

心轮（Anahata）有十二片花瓣，相当于太阳的心脏，即光与爱的灵性来源。经过第二次启蒙后，心轮开始其功能性活动。当下层的我的个人欲望蜕变成爱时，第二次的启蒙便相当于爱对情感天性的控制。心轮是分配各阶圣灵能量的器官，而这个能量经由灵魂散布在所有追随者、弟子和修士之中，并使得人类因爱而再生，同时也增强了人类与各阶圣灵之间的关系。

一个人心中所想的，就是真正的他？这个在心中思想的能力会逐渐将欲望蜕变成爱，并被用于将脐轮的力量提升至心轮。渐渐地，心轮的一个更高层面会开始发展，并形成一个带有十二片花瓣的金色莲花，位于顶轮中心，即梵穴（Brahmarandra）的中心。当我们的心在思想时，也就是这朵莲花达到了一种真正的活动，因而能够掌控灵魂与人格之间的调整程序。方向、精神集中、冥想的正确性可证实上述情形。集体的意识因而可取代人格意识，而各阶圣灵的能量便可展现。

当彩虹桥被建立后，灵性三位一体的三面在修士以太体内各找到一个接触点，经由一个第四中心来完成它们的合成，使其得以显现：

- 顶轮成了灵性意志（阿特密层）的接触点
- 心轮成了灵性之爱（菩提层）的接触点
- 喉轮成了共通思想（末那层）的接触点
- 额轮成了合一的灵性能量的汇集中心。当修士依他所处的分层去实现神的旨意时，该中心会引导并分配这些能量。

生命线固定于心轮中，而心轮是在它与脐轮的关系中展现"太阳之火"。心轮是能量的器官，可包含一切，它的性质为磁性，活动属于放射性。透过任脉，它的肉体表征为胸腺。由于缺乏灵性成熟度，因此会导致所有内分泌腺系统的失衡，尤其是胸腺在青春期时的某种退化而产生的功能失调。我们之前说过，当松果体达到它的全面运作功能时，将感受到良善的神性意志，以及理解神性的旨意；同样地，当胸腺开始发挥作用时，正确的生命质量将会出现，同时神性层的美将真正开始展现。

在个体发展的启蒙阶段，心轮的倒置莲花和它的十二片花瓣是朝着脐轮的方向往下。自亚特兰提斯时代起，脐轮已转向，它的花瓣现已朝着心轮向上；那些力量试图脱离星光层的下部区域。经过蜕变的过程，这些力量从脐轮慢慢上升至心轮。接着换心轮开始绽放，并因下部力量的推动及上部能量，特别是来自各阶圣灵的上部能量的吸引等影响而缓慢转向。

脐轮或太阳轮（Manipura）于亚特兰提斯时代达到了发展的高度境界，同样地，目前是喉轮快速地苏醒。脐轮集中于太阳丛，并回应星光层载体的情感与情绪。就某种形式而言，它是朝向外界的发泄途径，能量经由它而得以流出。现今人绝对有必要去拥有控制它的能力，因为自我的欲望势必要蜕变成灵性的愿望。

脐轮由十片花瓣所构成，透过带脉，它的肉体表征为内分泌胰腺。

脐轮是所有位于横隔膜下方，特别是底轮与生殖轮能量的混合室。在演化过程中，底轮与生殖轮的能量经由吸取与精炼应被移转至上方的脉轮。脐轮部分会进行这些能量的吸取、集中、蜕变及精炼等过程，直到能够移转这些能量为止。

脐轮的能量，即自我主义天性的能量，将被引导至利他主义的天性，即神性之爱的心轮中；生殖轮的能量，即直觉与感官天性的能量以及生殖的能量，首先被引导至喉轮，而喉轮是心智创造力的智性中心，接着能量被导向额轮，而额轮是灵性创造力的能量中心；底轮的能量，即生存意志的能量被引导至顶轮，而顶轮是神性存在意志的能量中心。

自横隔膜下方到上方的能量移转，是三大移转的第一个移转。第二个是心轮和喉轮的能量移转至额轮与顶轮。最后一个是将能量自额轮移转到顶轮。后者代表了在灵性三位一体的直接掌控下人格整体能量的完整结合。这三大移转自然会导致超高的压力与摩擦，是许多疾病的根源，我们之后会提及。

生殖轮或称秘密轮（Svadhisthana 续）是脾轮的辅助轮，由六片花瓣所构成，于利莫亚人种时代达到了全面的作用。利莫亚人种为现今人类的第三人种之母。

生殖轮在下部以太层的表征由阴维脉所构成，而通过阴维脉，生殖轮与其肉体表征即生殖腺产生关系。生殖轮掌管性生活，其力量会持续到慢慢为智性所控制为止，以便不再顺从无限的欲望。直到有一天，非人格性的力量通过生殖轮而表现出来，这时候，人将专注于灵性目的，而非肉体的欲望，且将专注于他所该做的，而非想要做的。

生殖轮具有肉体生成的素质，同时，生殖轮主要与其他两个脉轮相连：脾轮—负责接收并分配生命力粒子的普拉纳能量；底轮—透过昆达里尼的能量（赋予生命的根源）而带来生存意志，直到灵性意志苏醒为止。这三角力量是上部喉轮、额轮、顶轮等三角力量的反映。这两个三角关系产生了生存的天性（生殖轮与喉轮）、精微躯体于死亡后的生存（脾轮与额轮）以及深植于灵魂中的不灭根源（底轮与顶轮）。

此外，生殖轮记录了第三神性面的能量，即积极性智能。同样地，脐轮记录了第二神性面的能量，即爱—智慧。底轮则记录了第一神性面的能量，即意志。这三个脉轮分别为喉轮、心轮和顶轮等下部的反映。因此，生殖轮相当于神秘主义的先天根源，或表现在与神性合而为一的欲望及需求。它的能量就是圣灵的能量：物质的欲望渐渐被转变成非物质的、灵性欲望等意念。在这个新的方向中，生殖轮的能量已被倒转，以便先移转至喉轮，再移转至额轮。

底轮或尾骨轮（Muladhara）由四片花瓣所构成，是存在意志化身的所在中心。目前它处于半睡眠状态，当灵性之光经过修士的意志行为而真正与物质相遇时，它才会开始全面性的活动。因此底轮是生命与形式相连所在，也是神性的基本二元性表达于其中而产生一种形态的所在。

通过阴跷脉，底轮的肉体表征为肾上腺。上帝之蛇昆达里尼便是在此进行两种转化：蜷缩在脊柱底部的物质之蛇首先转化成智慧之蛇；之后，智慧之蛇再转化成为活跃的光之龙。这些转化配合 Ida（左脉）、Pingala（右脉）和 Sushumna（中脉）等三个处于脊柱中的以太渠道而进行。当强化了不求回报的情感、创造能力以及灵性意志后，这些转化会致使脉轮逐一苏醒，也会促成其对应的生命能量合成。炼金术伟大成果的三大阶段，即黑、白、红三阶段，正是转化的象征。同样地，蜕变、转化、变形也是转化的象征，我们之后会提到[1]。

我们的看法正好与若干秘教团体相反，我们所强调的是，为了让某些脉轮有效地运作，不需试图去提升昆达里尼的能量。当所有的脉轮都自然地苏醒且沿着脊柱而攀升的渠道都通畅无阻时，昆达里尼将会上升。脉轮的活力配合灵性的演化，将会清除所有阻碍这些渠道的障碍，同时间，脉轮的活力会溶解位于脊柱上五个中心之间的保护膜。当人格演化到一个很高的境界且额轮苏醒时，这些保护膜将逐一缓慢自动消失。

---

[1] 参阅第七章：炼金术重要使命的三阶段

灵性演化与灵魂成长

从灵魂的三株芽到三位一体的灵魂

人体内有九大能量中心。这些能量中心是七个意识载体的依据点。经由七个意识载体，人的身、心、灵等三个基本面会达到和谐状态。圣灵是生命的本身，而身体是生命意象的表达、是生命的外壳、是生命的形式。灵魂则介于圣灵与身体之间，是连接的桥梁、是一种本质。灵魂不但是将生命从圣灵传达到身体的工具，同时也是透过身体而经历各种精华的接收器。在生命的过程中，灵魂会根据三种性质而发展，这三种性质的表现将越来完善，或至少会试图表现出来。灵魂在萌芽阶段时会有三面：

- 阿特密灵魂的灵性之芽关系到神性意志面，善良、善良的意志、真诚的意志。
- 菩提灵魂的直觉性之芽关系到神性的爱—智慧，美、正确的生命质量、正义的质量。
- 末那灵魂的智性之芽关系到神性的积极智能、真相与事实。

这三株芽会根据三联极性（灵性三面与肉体三面）而展现。三联极性的对称轴是下部心智层的智性思考能力，相当于意识的七种形式，即七种能量：三位一体的灵魂借着经历的一切与吸收的经验而获得养分，会逐渐萌芽与成长。而这些意识层面之间的关系与张力乃两两对应：

- 阿特密层的存在意志，以及肉体的生存意志，两者发展出"灵性灵魂"与其"阿特密载体"。
- 利他主义的情感，以及菩提的集体意识加上星光体的自我主义情绪，两者发展出"直觉的灵魂"、"直觉的结果"与其"菩提载体"。
- 末那的创造性灵性智能，即抽象的心智，以及以太体的生殖本能加上智性思考及具象心智的创造力，两者发展出"智性的灵魂"与其"末那载体"。

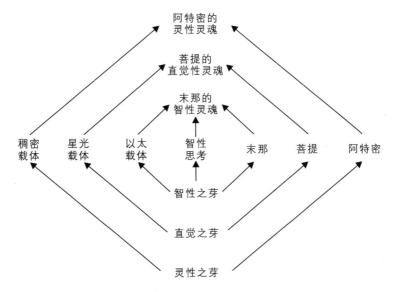

三株火与九个脉轮

现在，让我们进一步来讨论这三种能量及七种力量的进展过程。

- "灵性"之芽透过生命线而固定在每个人心中，以两个形式来显现：
  - 稠密载体经由物质的内聚性及晶化来显现生存的意志，使人类参与矿物界的意识。它的依据点是由肾上腺所构成；在以太体内，其形同底轮（Muladhara）。
  - 阿特密载体（Atma）在每个参与宇宙意识、唯一真相的人内显现的是神性的意志。它的依据点是顶轮（Sahasrara）。

在演化的过程中，密度较高的下部载体任由上部的能量渐渐渗入而升华。下部载体依据与"电火"有关的移转现象，为上部载体提供自身的力量与意识。"电火"是物质的净化器、是阿特密的力量、是上帝统一体的第一个形式。

- "直觉性"之芽通过意识线而固定在每个人的脑中，以两个形式来显现：
  - 以太体表达的是自我中心的情感、情绪和欲望，并使人类参与动物界的意识。它的依据点是脐轮（Manipura）。
  - 菩提体表达的是灵性的爱与智慧的情感，并使人类参与集体意识，也就是整体人类的意识，以及耶稣的奥妙圣体。它的依据点是心轮（Anahata）。

力量从下部转至上部与太阳之火有关。太阳之火提供了生命与爱，是菩提的力量，是上帝统一体的第二个形式。

- "智性"之芽通过创造线而固定在每个人体内，以三个形式来显现。为何三个形式？此乃因为智性之芽和人一样处于中心，连接天与地。它连接了人格的三种形式及灵魂的三种形式。
  - 以太体表达的是本能的欲望及感官，具有复制与生殖的能力，并使人类参与了植物界的意识。它在上层的以太内有双重依据点：脾轮（Svadhisthana）与生殖轮（Svadhisthana 续）。在下层的以太里，冲脉（形同脾轮）与阴维脉（形同生殖轮）配对。
  - 具象的心智体，是智性的思考中心载体，也是中央载体(思考的透镜)。它具有心智的创造本能，而这种本能可让人类意识到自己的个体性。它也具有双重的依据点：喉轮（Visuddha）与枕骨轮（Alta Major）。
  - 抽象的心智体表达的是上层末那的创造性智能，具有灵性的创造本能，并使人类参与了地球的意识。它的依据点为额轮（Ajna）。

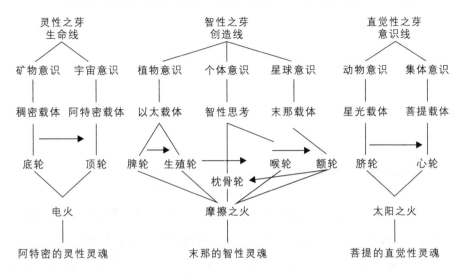

这一次，在演化的过程中，当脾轮吸收并传达普拉纳—生命力至整个人体内时，会产生力量从下往上的双重移转（从生殖轮到喉轮，再到额轮）。此力量的移转关系到摩擦之火（物质与形态的创造者，是末那的力量，是上帝统一体的第三种形式）。经过移转后，来自上帝统一体的灵性能量从上部大量涌向下部，从额轮到枕骨轮[1]。

因此，《与天使对话》一书于1944年3月31日的对话中写道：[2]

"这七个灵魂是你们的归宿。"

"你们的双脚栖息于第一个之上。"

"六个将你们完全包覆至头部，

"而之上还有第七个……"

---

[1] 来自上帝统一体的能量是经由顶轮传到额轮。
[2] Gitta Mallasz（基塔·马拉什）：*Dialogues avec l'Ange*（《与天使对话》）

第七章 炼金术重要使命的三阶段

蜕变—转化—变形

蜕变、转化与变形代表演化的三大阶段。人类由各种不同的意识载体所构成，而在三大阶段的过程中，这些意识载体将会达到和谐、活化与一体化的境界。过程中，九大脉轮是载体的依据点，而且具有关键性，因为根据它们各别的动性与活力，能量才会相互产生作用。

天与地的能量：普拉纳（Prana）与昆达里尼（Kundalini）

蜕变时期起于这个世界的人类起源初期。最初有两种能量，即天与地的能量，各以普拉纳与昆达里尼的形态显现。普拉纳有紫、蓝、绿、黄、橙、红、粉红等七种形式，并结合于生命力粒子中，由脾轮吸收并分配；由七粒同心的火球所构成的昆达里尼则处于底轮内。在蜕变的时期里，只有最外围的火球会发挥作用。普拉纳与昆达里尼的相遇，是所有存在生命的彰显过程及产生演化的基础。此时出现两个基本共通法则，即中国传统所称的相克与相生循环，亦称母子法则。在西方国家的思想中被称为抑制法则与促进法则，但这些用词不足以全然表达其真正的意义。

当天的能量与地的能量相遇时，明显地，后者的密度大于前者，但前者比后者更为精纯。因此在初期，底轮生存意志的能量（昆达里尼）被天与直觉性生命所吸引，因而昆达里尼将形态的意识、身体的意识埋藏在其怀中。它的主体封住、困住并压制脾轮的能量（普拉纳），就像热气球的气被压缩在其中。

如此被压缩、被化身、被增加稠密度的直觉性生命，因为承受了这种痛苦，它的力量反而因此增强，并以另一种形式来彰显：第三个中心因而诞生，且具作用力，就像过度充气的球上所出现的局部鼓泡。这是因为似乎得到生命的底轮被抑制后而致使脾轮之子（即生殖轮）的诞生与活化！相生与相克是互不分离的！

人于此一时期，就像一个机器人，没有任何感觉。接着出现了五种感官，一旦开始感受到他的周遭环境后，便能够避开一切无时无刻对他造成的障碍与危险。有了感觉后，人发现了身体的结合与肉体的欢愉，便会开始繁殖，以便延续生命。就这样，由组织性物质、直觉性的生命力量、精妙的敏感性所构成的三位一体的肉体（高密度、下层以太、上层以太）因此而诞生了。

时间缓缓流逝，植物性生命在受到周期循环波安抚的同时，生殖轮利用其母脾轮所传递的能量作为粮食，而且不断成长，变得强而有力。接着，在感觉的影响下，身体的意识开始转化与净化：子为母复仇，生殖轮因而克底轮，迫使底轮产生其他感觉和一个新的脉轮：脐轮。于是出现了欲望与憎恨、悲伤与快乐、焦虑与恐惧……

这不禁让人联想到：原罪是否基于一种为了享受而享受的正、负面必要性？是否基于为了享受而享受的自私意识？是否基于为了享受而享受的兽性追求？演化中的人逐渐失去他的天性，但就个体而言，却发现自己可以自由决定（至少他这么认为）。他摆脱了之前引导他的宇宙步调及神性法则。

然而，痛苦依然虎视眈眈，因为欢乐与痛苦属于同构型：微风的爱抚或暴风的摧残，无论招致欢乐或痛苦，都是因为风。焦虑及害怕痛苦远胜过激烈的感觉与过度冲动。生殖轮在脐轮与其感觉的影响下，将一部分的力量移转到另一个层面：创造他人成了一种神圣的行为，而剩下的创造力量便被引导并移转到心智层。

对于一个用双手可做到的内在意象，人有安排、创造与反映的能力，高于生殖轮及脾轮一级的喉轮因而诞生。透过吸取感官的能量及控制自私的欲望，他的心智占据了优势。于是他开始寻找权力，并创造出一个他想掌控的世界的模式。

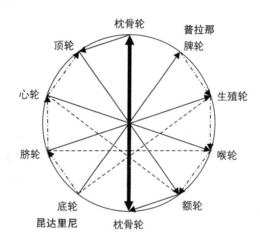

时间就这样过去，经过无数的尝试与企图，心智渐渐耗尽他对权力的渴望。他不自觉地认为自己已证明了一切，因此只相信科学、相信他的理性与自己，且自认为是宇宙的主人。受抑制的欲望只觉得胜利只是昙花一现，所以想选择一条新的途径。于是利他主义诞生了，同时还有爱。爱慢慢地却坚决地以金光照亮心智，就像一个内在的太阳照耀着蓝天。

就这样，在喉轮的影响下，心轮诞生了，从星光体蜕变而来的力量开始膨胀，而这个力量是来自于脐轮。

接着，换成心轮为母复仇。灵性直觉与爱带来了心智，让我们意识到每个人都是神性作品的一部分，就像每朵花、每根草、每块晶石都是它的一部分；它与创造性智能结合，后者由额轮来彰显。智能与理解能够将满溢的爱净化而提升。这个爱只能在性别对立的二元性里追求几千年来已存在的合一体。金色之花散发着光芒，任由闪烁着紫色的光晕照射它的虚空的清光，一如《中阴得度》(*Bardo Todol*)里的形容。它是一个秘密。然而，对于炼金术是否成真，这个秘密会不会就在其中？无疑地，它关系到顶轮（Brahmarandra）与中央带有十二片金色花瓣的心轮的诞生与成长。

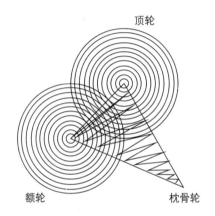

蜕变的阶段于是告一段落。昆达里尼的第一颗火球已达到巅峰，上帝统一体之光经由顶轮经过额轮来到枕骨轮，而让枕骨轮充满了活力。后者创造了一个磁场，其中的振动是圣灵力量的展现。这些振动具磁性引力与辐射力量。

就这样展开了第二个阶段，即**转化阶段**。在这个阶段中，灵性之光（最高位的普拉纳）会在底轮内为其他六个昆达里尼的火球带来生机与活力。

第三个阶段为**变形阶段**。普拉纳与昆达里尼的结合将根据与第一个阶段类似而不同的程序，为每个脉轮带来生命力[1]，天与地的能量因此结合为

---

[1] 详见 Jacques Pialoux（仁表）著作：*Le Diamant Chauve PLUS ou la Tradition des Evidences*（《光钻》增订版，又名：《显而易见的传统》）

一。九个主要的脉轮自此开始发挥全面的作用。

五个一组的脉轮运作

每一个阶段都是在无数次的化身过程中进行。中间阶段的调节乃配合每个个体的演化程度，以及中国五行的相生、相克循环法则来进行。在第一个即蜕变阶段里，地的能量（昆达里尼）与天的能量（普拉纳）乃依五个主要的脉轮来调节：

- 首先是由底轮、脐轮、脾轮、生殖轮与喉轮负责生命的功能：

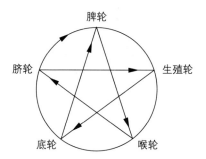

- 接着，底轮、脐轮、心轮，与脾轮结合的生殖轮，以及喉轮会令神秘主义—拜物主义开始浮现：

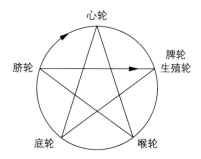

- 再来是与底轮结合的脐轮、心轮，与脾轮结合的生殖轮、喉轮，以及额轮，形成人格的发展：

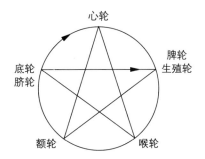

- 之后，与底轮结合的脐轮、心轮、顶轮，与生殖轮及脾轮结合的喉轮、额轮，会加强灵魂与人格之间的关系：

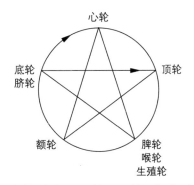

- 最后，与脐轮和底轮结合的心轮、顶轮，与生殖轮及脾轮结合的喉轮、额轮与枕骨轮，会让灵魂、三位一体的元素及整体人格之间的关系越来越明确：

与此同时，五个肉体感官的发展，接续类似星光体能力的进展，再接着五个心智能力的发展，都会达到灵性能力的成长。这些灵性能力代表上层形式的五个感官，分别是：视觉、味觉、触觉、嗅觉、听觉。于此之前，星光层的超视觉、灵通能力、心理测量、预知、超听觉等能力已发展到一个阶段。在亚特兰提斯人种的时代里，这些能力极为平凡无奇，因为该人种的角色是将星光体推向能力的极限。只是，现今的人类必需抛弃这些下层的官能，并由正在发展的想象能力、整体智能、思考、直觉与意志等心智取而代之。

心智的影响会令下层的能力无可避免地在不知不觉中消失。它们高一阶的灵性如奥秘的意象会逐渐显现：演化中生命的呈现—中介—其完美表现—创造力—其所达到的积极性服务表现—预见—全知表现—心灵感应或灵感—喜乐状态的表现。

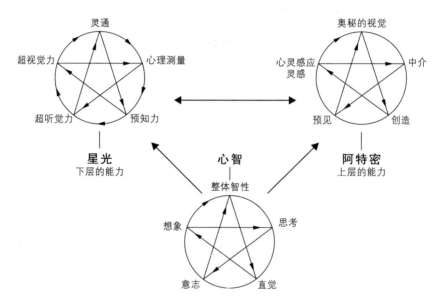

有一点很重要，那就是被运用的能力在每一层（心智层、星光层、阿特密层）里必需依靠它对应的能量中心，才得以回应相克、相生的法则。

从星光到灵性的移转是心智所主使，因此我们之前已提过：

- 在具象智能的心智直觉影响下，以太性的超视觉能力受到遮掩，接着，在阿特密层上变成奥秘的意象。此乃相克、相生循环的共通法则所导致：

心智克星光，因此导致阿特密能力的生成，对应的能量也同时转到上层。
- 在心智意志的影响下，星光的灵通能力变成了灵性的中介。
- 在心智想象的影响下，星光的心理测量变成了灵性的创造力。
- 在整体心智的智能影响下，星光的预知成了灵性的预见力。
- 在心智思考的影响下，星光的灵通成了心灵感应或灵性的神灵感应。

因此，上层的精神能力能够控制心智能力，而且也是根据五角星的相生、相克循环而来。所以心灵感应会控制思考；神秘性的意象会控制本能直觉；静心会控制意志；创造力控制想象力；预见力控制整体智能。

此外，当修士认为有必要时，这些灵性的上层能力可以控制并引导星光体的能力。就某种方式而言，这些灵性的上层能力产生了星光能力。心灵感应可运用于控制星光体的超听觉能力；神秘意象可运用于控制星光体的超视觉能力；中介状态可运用于控制星光体的通灵力；创造力可运用于控制星光体的心理测量；预见力可运用于控制星光体的预知力。

此一演化分三大阶段进行。第一阶段是在上、下层精神能力的运用与发展期。此一时期关系到脐轮的发展，其运转的力量属于心智所带来的心理—以太—星光性。下层不良的能力应被放弃。

第二阶段对应的特别是神秘意象的发展期。这段期间与额轮的发展有关。由于对心智已逐渐掌控，因此得以进行人格的整合。

第三阶段相当于光与权力的启示。这个秘术阶段与顶轮的发展有关。在这阶段中，心理性的人与灵性的人合而为一，同时建立了彩虹桥（antahkarana）。由于对灵魂的掌控正快速实现中，因此可以令上层的心理性能力发挥作用。如有必要，那些星光体的能力也因而能够再度被运用，但这一次则如同先前所提到的,是在灵性能力的方向与控制中。

在这期间,我们看到了下层心理性能力被完全封闭,不过是暂时性的。经过封闭,可以发展心智的能力,同时也是必然的结果。

天阶等级与地阶等级

印藏传统里有两条与人类生命平行存在的生命链,它们随时都会介入物质层、星光层与心智层中:

- 天神(Devas)形成了三大天阶,由同在一条演化在线的众神祇所组成:Agnishaitan、Agnisuryan,以及 Agnishvata 等三类神祇[1]。
- 第四阶由"初级生命"所构成,是"地球的灵体",即肉体、星光及心智等物质的生命。这些初级生命在一条退化的在线运转。

同样地,根据传统基督教与圣德尼(Denys l'Aréopagite)的著作,参与人的演化及其命运的有三大天阶,加上一个地阶。

三大天阶各包含了三级存在体,所以一共有九大神祇等级。每个等级掌管我们太阳系的一个球体。所以这些阶级已建立或随时都在建立适合他们需求与他们震荡的居住地、他们的环境、他们的星体。

- 光与博爱的神祇,即"炽天使"群,很接近神的宝座。这些天使最早随着太阳从混沌中撤出,以便继续他们将星球密实化的任务。在此之前他们完全被禁止进行这项任务。我们太阳系之外的两阶神祇也随之加入并帮助天使们。此两阶神祇为水星的领主与金星的领主。

---

[1] 参阅 Alice A.Bailey(爱丽斯·贝利):*Un Traité sur le Feu Cosmique*(《宇宙之火专论》)。

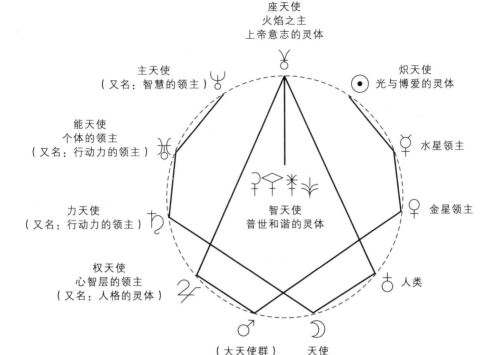

- 经过了长时期以后，接着是第三阶的"大天使"群，他们需自火星上负责各国家与人种的演化。
- 之后是木星上第三阶的兄弟"权天使"群，即心智层的领主，尚被称为"Archaï"，亦即人格的神祇。
- 接着轮到第一阶的"座天使"群。他们是火焰之主、意志的神祇。冥王星是他们的居住地；继他们的兄弟智天使（普世和谐之神祇）后，他们在谷神星、智神星、婚神星与灶神星上主宰火星与木星轨道之间的小行星带。
- 地球上的人类，然后是月球上的第三阶"天使"群。

最后来到的是第二阶的大神祇：

- 位于土星上的"力天使"群，形态之领主；
- 位于天王星的"能天使"群，个体及康复之领主，别名"权威"（Dynamis），是行动力之神祇；
- 最后是海王星上的"主天使"群，亦称Kyriotetes，是智慧的领主。

在一段期间里，由人所组成的人类本身是自然界的第四界，受第四阶的支配。第四阶的力量为地的、物质的、星光的、心智的性质。第四阶是恶魔阶，其产生混淆的语言就是巴比伦城的语言、巴别通天塔的语言。因为在这个恶魔的世界里、这个印藏传统"初级生命"的世界里，只有人类才能成为演化与赎罪的工具；因为这一阶是天与地的连结、人类之下的三界与三大天阶的连结；因为这一阶是语言的统一之光、是"创造性的语言"。

"大力量"撒旦，是第四阶的四王子之一，也是最令人生畏的一个。路西法（Lucifer）、利维坦（Léviathan）和彼勒（Bélial）与撒旦共同统治源于大地力量的四个方向、地球上最根本的四大力量、人下层的四个形体：物质体、以太体、星光体与心智体。

次一级的八个黑暗王子分别为：奥利安（Oriens）、裴蒙（Paymon）、艾利同（Ariton）、艾梅蒙（Amaymon）、阿斯塔洛（Astarot）、玛歌（Magot）、艾斯摩德（Asmodée）、贝勒泽布特（Belzébuth）。伴随他们的有无数的侍从神祇。

- "然而，第一阶的大神祇：
  - 炽天使
  - 智天使

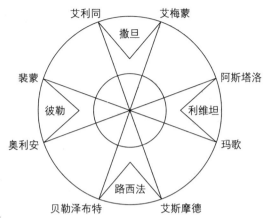

- 座天使

目的是让人懂得尊敬、懂得去爱，或是介入慈善工作……

- 在第二阶里：
  - 主天使给予克服敌人的力量，以及对王子们的权威性……
  - 能天使给予一切事物的力量，无论是战争或是和平，还有关系到人体健康的行为，各种非致命的疾病……
  - 力天使统治所有下级的神祇……
- 最后是第三阶：
  - 权天使能给予宝藏及财富……
  - 大天使能揭示所有被隐藏的事物真相，以及各种秘密，例如神学及法则方面的模糊点……
  - 天使群，一般而言，每个天使根据自己的性质来负责相关的领域。他们支配第四阶的四个王子和次一级的八个王子……"[1]

---

[1] Robert Ambelain（罗伯特·安柏蓝）: *La Magie Sacrée ou Livre d'Abramelin le Mage*（《神圣的魔法—安柏蓝魔法师之书》）。

人就像朝圣者带着路西法无时无刻都在追求圣杯、寻找他那像一颗拥有七十七面耀眼绿宝石的灵魂。这七十七面是上帝的七十七个形态的投射，因此七十七也是一个代表上帝的名字！人试图让三个地球界（人本身带有第四阶）变得和谐，为他们找出方向，教育他们并让它们升华，最后再将他们与三个天界联结在一起！

他们之间的关系、他们的统一只能透过人的心智才能进行。然而，这个象征着人类的心智在物质强过心灵的情况下，首先会变成身体、恶魔和初级生命的仆人。反之，若心灵强过物质，则会变成心灵、天使和天神的仆人。但无论如何，当人自由地接受灵魂的意志、爱与智慧时，其终究是灵魂即孤独天使的仆人。他必需等待灵魂的成长，为此，他需要每日汲取生活经验的精华，并根据他的命运将内在的恶魔与天使联结在一起。

形态光与属性光

人的命运与各种光有关，特别是与主导其灵魂、人格、心智、星光、物质体等各道光[1]。

我们之前已经提过，光的类型有七种，主要三种为形态光，四种为属性光。这些光存在于个体的化身里，引导其一生。它们也会带着每个人在不同的领域中去体验这一生。灵魂的光与人格的光因而极为重要。因此：

- 第一道光是意志、力量、权力之光，代表力量、能量与行动。如果一个人被这道光所主导，那么智慧与心灵科学会将这个人变成一个

---

[1] 为了进一步了解光，请参阅 Alice A.Bailey（爱丽斯·贝利）：*Traité sur les sept Rayons*（《七道光专论》）。

奥义信仰者，且拥有管理的权力与能力。他的积极意志会被当成一种毁灭的力量来使用，以便让新的事物诞生与发展。

- 第二道光是爱—智慧之光，代表意识、扩展与启蒙。如果一个人被这道光所主导，则艺术与物质科学的知识会将这个人变成一个精神上的奥义者。他将有教育他人与治疗的能力。它的基础乃建立在基督本源之上，而基督的本源是集合并建立生命本质的各种形态。

- 第三道光是积极性智能、活动、适应力之光，代表发展、适应与演化。了解形与质的人将成为哲学家和魔术师，并能完全掌握公共关系、经济与教育等领域。他就像一只处于蜘蛛网中心的大蜘蛛（Aranea Diademata）。

- 第四道光是经由冲突而产生的和谐，是美、艺术、调和之光。它代表振动、反应及表达能力。如果一个人被这道光所主导，他将成为一个艺术家。对他而言，建筑、数学、创造力与美学是分不开的。

- 第五道光是具象知识与科学之光。它代表知识、智能、科学及光的启示。这道光是真正科学家的特性，因为科技与研究对于科学家是最基本的要素。

- 第六道光是虔诚、抽象的理想主义之光。它代表的是神秘术士、虔诚崇拜者，有时也是宗教狂的虔诚、抽象特质。他的信仰、他的理想、他的牺牲精神会让他成为宗教人士或有权威性的军事领袖。

- 第七道光是组织、法律、仪式性魔法、仪式性秩序之光。它代表的是符咒、仪式、魔法。这些能令他成为仪式主义者、公司的主办者、律师、金融家、神父、祭司。

因此，每个人在演化的过程中，必须依赖灵魂与人格之光，加上肉体、星光体、心智体之光，以便达到身、心、灵合一的超人类境界，并完成炼金术重要使命的三大阶段。为了能够被接受进入"智慧的殿堂"，必需先经过"无知的殿堂"、"教育的殿堂"。再一次，古埃及的科学即"黑土"之国（Al Kemit）的科学给了我们一把钥匙，让我们得以理解"重要使命"的三大阶段。这三大阶段分别是："考验之路"或"试修之路"、"门徒之路"与"启蒙之路"。

黑色使命、白色使命、红色使命

古埃及曾经因为三大天启而产生了三大宗教。这三大宗教随着岁月先后出现在赫里奥坡里斯、孟菲斯和底比斯，且各与上帝的某一段时间即"拉神"（Ra）的某一段时间有关。第一个宗教与双子座纪元有关，即阿图姆、舒和泰芙努特的天启；第二个宗教关系到金牛座纪元，即卜塔、赛克迈特与奈菲图姆的天启；第三个宗教关系到牧羊座纪元，即阿蒙、穆特、孔苏的天启。每个宗教引领着一条道路，也就是在螺旋性的演化过程中达到一个新的境界。

考验之路或试修之路

大约在八千年前的春分时刻，太阳照耀着双子座。当阿图姆（"拉神"光之本源）正审视自我、聆听自我时，突然想到他正在想！他经由意志性行为，发现到体内有个东西正在思考！一个他不知道的东西，一个被隐藏、遮掩在阴影中的东西，而这个阴影仿佛是一个原始的洞穴，一个阴暗而潮湿、孕育生命、让生命诞生的子宫。这个阴影有生命的振动性质，并带有"泰芙努特"的名字。但是，如果阴影与潮湿是他本身的光、本身原始之火的被动形式，如此一来能够将阴影与光分开、能够将潮湿（或水）与唯一之火分开的，只能是干燥的空气，而与这个潮湿空气连结的有二元性本源，有黑夜紧跟着白昼而来的日夜交替……因此，干燥而光亮的空气是意识的第三级，也是泰芙努特的孪生兄弟，因而也有泰芙努特的特质，名叫"舒"。

阿图姆、舒和泰芙努特，三位一体，一分为三，象征着在自然趋势下的原始切割。它们也象征着一体将自我视同他人、聆听自我、想其所想的趋向。就这样，阿图姆在"无知的殿堂"里开始体验，并教授炼金术重要使命的第一阶段，即"黑色使命"。在这个殿堂里，上帝统一体的第三个形式——积极性智能，经由意志性行为而试图发现阴影中所藏为何物：阴影的稠密度、形态与性质。但是，在殿堂里，化身的人必须使用他的意志，才能发现对他而言也是同样藏在阴影中的事物：存在体的灵敏度，以及他的身、心、灵。这种双重的寻找可由"电火"来显现，而电火是磁的极性、是灵性太阳之火、是印藏传统中的顶轮与底轮之火、是舒与泰芙努特之火、是灵性灵魂的创造性之火、是阿图姆之火……

这就是双子座纪元的开始，也就是舒与泰芙努特此时在尤努城（日后的赫里奥坡里斯）传递了天启。

门徒之路

两千年后，来到了金牛座的纪元。同样是发生在尼罗河畔上，位于更上游往南方向的白城（Aneb-Hedj），即孟菲斯。时间点是拉神的另一个时刻，而卜塔则相当于孟菲斯三位一体中的圣父。他建设性的火、他的执行力让他产生了"奈特"（神性本源）的形体，是具象大自然的"运作性本源"。

他是至高无上的神灵，接受被封闭在物质中，像木乃伊一样被束缚住，成了物质的囚灵……他忍受着物质的无力收缩、致命的固定，全是因为赛特、"大力量"、撒旦……卜塔是矿物的"奈特"、是金属的铸匠，是一切事物的铁匠；他是一切建设、一切转化、一切蜕变的本源。然而，如果不带来他本身的光并照亮在黑暗中的事物，他该如何去转化、去蜕变？

为此，卜塔的妻子赛克迈特（黑暗女神，而黑暗是光的再生处）吸取了他的"火"，并帮助他解除了束缚，直到他战胜：她是他的磁铁、他的情人。她是狮神、是毁灭的力量。她杀死万物是为了让它们再生，她分解它们是为了创造它们……此时，卜塔成了霍特普，即自己的相反形式，并达到完成、再生的境界。赛克迈特的女性升华带来了光对黑暗的胜利。

卜塔透过赛克迈特，得以利用他们的儿子奈菲图姆而再生；奈菲图姆拥有"实现的力量"及"生命的本质"即"奈菲"，也有"心灵"即"图姆"。是奈菲图姆照亮了阴影，让火在水中显现。他是带着种子的莲花……卜塔、赛克迈特和奈菲图姆，三位一体、一分为三，表现出宇宙的力量、引力与亲和力。这个力量能让万物败坏、腐烂，以便给予生命。

就这样，卜塔在"教育的殿堂"里开始体验，并教授炼金术重要使命的第二阶段，即"白色使命"。在这个殿堂里，上帝统一体的第一个形式——意志，经由智慧与心灵科学而试图照亮刚在阴影中被发现的事物。经由无限的爱，他牺牲了自己，将本身的光奉献出来。他令他的波涌至充满自私情感的黑暗中心，并向世人显示他们应该追随的道路。卜塔将对立予以结合，如一面是自私主义，另一面是利他主义；一面是人类受制于自我欲望及自我情绪的人格，另一面是以爱及灵性认同感而形成的解放个体。卜塔将对立的结合升华为"直觉性"的灵魂。这种升华表现于"太阳之火"，即真正奉献之火、彻底的爱的结合、太阳正中心之火；是脐轮与心轮之火、赛克迈特与奈菲图姆之火；也是卜塔之火，即"直觉性"灵魂的创造之火……

这一切发生于金牛座纪元期间，名为芒杜的金牛则是卜塔的象征……

启蒙之路

随着时光的移转，两千年过去了。我们来到了牧羊座的纪元，并顺着尼罗河的上游来到了光辉灿烂的底比斯,以及卢克索神庙,即"人"的神庙。阿蒙是拉神的另一个时段,而为了传达阿蒙的启示,哈普之子阿蒙霍特普(智慧之师)建造了这座庙宇。阿蒙是火,也是赋予生命的空气,是本身带着稳定本源的空气之水、是浸润着舒与泰芙努特四大性质的羊水。这些性质分别是干燥的空气、光亮的空气、阴影和潮湿。阿蒙是赋予生命的、授精的、滋养的力量。他主宰着无形与隐藏的世界。他带有孕育中牧羊之子的青春之火,并为他降临这个世界而做准备。

但有着螺旋角的牧羊阿蒙,也会专注聆听心的意识:立即与直接的领会,经由一种回响的现象,像两个音叉一般,两者在振动中发出同音,聆听者与其理想的典范完全一致,两音化为一音。

阿蒙之妻穆特,是母亲、是母性本源、是物质器皿、是包住形体并将之固定在其空间里的一个袋子、是生命的孕育者。他们的儿子孔苏揭开了阿蒙的面貌,如同植物的成长随着月相揭示了种子所含的内容。阿蒙、穆特与孔苏,三位一体、一分为三,表现出产生黑暗的力量。其方式是借由消除分开及引力等前两种力量,并毁灭结合元素的形体,以便产生新的生命。这个带有毁灭性的力量会从隐藏的黑暗中释放生命的组成元素。黑暗的中心藏有言词的化身,黑暗及振动的混沌放射出光芒,并开始了解光明。

就这样,阿蒙在"智慧的殿堂"里开始体验,并教授炼金术重要使命的第三阶段,即"红色使命"。在这个殿堂里,上帝统一体的第二个形式——爱与智慧,经由艺术与物质科学的知识,试图为已被照亮的事物赋予生命。借着结合心灵与形体的方式,阿蒙以他的"气"来助长力量,并为力量赋予生命。这些力量原作用于阿蒙的本能与反思。就这样,他开始向人们教授实现之路。此一身心的结合表现于"摩擦之火"中,而摩擦之火指的是相互冲突之火、两粒燧石摩擦而产生的火花、两块木头摩擦而点燃的火焰、物质性太阳之火；繁殖之火、复制之火、灵性创造能力之火；脾轮与心轮以及喉轮与额轮之火、枕骨轮之火、智性灵魂活化之火；穆特与孔苏之火；阿蒙之火、众阿蒙之一、众神秘事物之一、众隐藏事物之一……阿蒙为了"来临者"，为了双子座纪元的下一个启示、基督的启示，即象征阿蒙的神性羔羊、上帝之子、牧羊之子的启示，他准备了各种道路。

连续意识的扩张为这个过程立下了标竿，并逐渐将人格融入灵魂所达到的智慧中，之后再逐渐地将人格融入三位一体的意识中，直到最终的结合。但基本上，在炼金术实现期间，首先涉及的是灵魂的三个形式，特别是因为它们的振动（以梵文命名的方式而显现）与古埃及神即拉神三个时段的三个形式一致！

- 灵性灵魂的实现——阿特密（aTMa）是阿图姆（aTouM）所教的黑色使命计划。阿图姆是三位一体中圣父的意志形式[1]。
- 直觉性灵魂的实现——菩提（BuDdHi）是卜塔（PTaH）所教的白色使命计划。卜塔是三位一体中圣子的爱—智慧形式。
- 智性灵魂的实现——末那（MaNas）是阿蒙（aMeN）所教的红色使命计划。阿蒙是三位一体中圣灵（或母亲）的积极性智能形式。

到了双鱼座纪元的基督启示时，四位福音传道者实现了四个随从的古代预言、四个荷鲁斯的随从者（Chemsou）的预言，亦即宇宙四柱。他们是

---

[1] 我们知道在无数的古代语言里，只有写下子音：阿特密(Atma)或阿图姆(Atoum)写成 TM、菩提 (Buddhi) 或卜塔 (Ptah) 写成 BDH 或 PTH、末那 (Manas) 或阿蒙 (Amen) 写成 MN。最后一个例子里，我们要回想古埃及第一个朝代的第一个法老王，名为孟内斯 (Ménès)，写成 MNS！如此说来，孟内斯法老王会不会是完成炼金术重要使命的第一个修士？

自然四界的象征，是人在变化中的转化与完成的力量。这四位传道者向前进于道路中的人所发出的四重指令，是他们讯息中最重要的内容：

- "要"是哈比（外形为狒狒）的指令，也是圣马可之狮的指令。
- "知道"是多姆泰夫（外形为豺）的指令，也是圣路克之牛的指令。
- "敢"是阿姆塞特（外形为人）的指令，也是圣马修之天使的指令。
- "沉默"是凯布山纳夫（外形为隼）的指令，也是圣约翰之鹰的指令……

追随者的发展阶段乃通过一种特殊的方法来执行这些指令，以便达到启蒙境界。该方法有三种形式：

- 第一个形式是对于自我内在的力量、人格，以及潜在灵性能量有所认知；这是力量的体现，就如阿图姆、舒和泰芙努特所给予的启示。
- 第二个形式是在下层能量的律动上，采用上层能量的律动，特别是灵魂的律动；这是力量的执行，就如卜塔、赛克迈特和奈菲图姆所给予的启示。
- 第三个形式是使用团体能量的某些形态；这是力量的使用，就如阿蒙、穆特和孔苏所给予的启示。

如此一来，修士便可成功地开始接触七大启蒙：

- 在第一个启蒙期间，灵魂对稠密的、以太的肉体控制，必需达到极高的境界。修士必需坦然地承认自己的不足。此时心轮被赋予了活力，以便能够更有效地控制星光体，同时能够为人类做出更大的贡献。修士从"无知的殿堂"转进"教育的殿堂"。

- 在第二个启蒙期间,透过对欲望的控制,灵魂达到了对星光体的控制。仅剩的欲望是为了团体的利益,且与灵魂及导师的意志和谐一致。服务他人的期望与欲望越来越强烈。此时喉轮被赋予了活力,以便运用所获得的具象智能的能力来为导师与人类服务。修士此时便可说出对众人有益的善言。

- 在第三个启蒙期间,灵魂对心智的控制会使得众人的利益优先于个人的看法。操控心智性质的能力,以及理解创造性思想架构法则的能力将开始发展。上帝统一体的光辉逐渐充满了整体人格,并引导灵魂。脑部的能量中心(顶轮、额轮、枕骨轮)此时被赋予了活力,进而刺激精神性的能力:灵感与奥秘的意象开始发展。修士可创造出一些清楚而明确的思想形态,且因有了一种服务的精神而受到感动。他有能力开始运用灵魂的力量、圣灵的力量。有了引导下层的我及人格的力量,并具有使用它的能力,修士从"教育的殿堂"转进"智慧的殿堂"。

- 在第四个启蒙期间,菩提载体开始配合。修士成了术士,所过的生活尽是牺牲与痛苦,称为"大弃舍"。他自我发展了能够运用灵魂团体一切能量的能力,且通过自我的灵魂之光与这个灵魂团体相连。

- 在第五个启蒙期间,修士与上帝统一体的接触变得越来越密切。这段期间修士教授许多学生,并把未来能够协助他的学生集中到他身边。他在当前太阳系极限之内已达到了完美的境界而成了导师,并在三界(物质、星光、心智)执行法则,且有运用地球能量的能力。

- 在第六个启蒙期间,修士的第六级为扬升大师"霍汗"(Chohan)。他在一到六级的所有层级中执行法则。

- 在第七个启蒙期间,霍汗已成了摆脱束缚的佛,能全然掌握七层,并在太阳系中执行法则。

这七个阶段修成仪式的重要时刻，在一年中极为重要的四个时期举行，似乎符合基督教的"四个季节"，尽管现今已不再受到重视。这四个时期与中国能量学的四个中间季节有关：

- 狮子座满月时，即湿婆节（毁灭之神 Shiva）；
- 天蝎座满月时，即大梵天节（创造之神 Brahma）；
- 水瓶座满月时，即毗湿奴节（守护之神 Vishnou）；
- 金牛座满月时，即维萨卡节（释迦牟尼——智慧之佛）。

第八章　中国的生肖

我们已习惯了中国的生肖是建立在十二种超验性动物的循环基础上。传统上这些动物分别是：鼠、牛、虎、兔、龙、蛇、马、羊、猴、鸡、狗、猪。确实，这些动物乃因为它们吉祥的性格而被入选。不但每个动物各代表一年，连续共十二年，同时也代表了中国构成日夜周期的十二个时辰。

只是，基本上中国的生肖[1]是建立在另一个更重要的周期上，我指的是公元前2698年的冬至，黄帝为后代子孙所订下的六十进制周期。该周期是十天干和十二地支组合的结果。天干与空间有关，地支则与时间有关。十天干是地的能量，十二地支则代表天的能量，且受前者影响。它们之间的关系是天与地、空间与时间所代表的相反性质。

天与地的能量

十天干代表地的能量，是十进制，各有下列阴阳五行的属性[2]：

---

[1] 我们无法把它明确地称为中国"星相学"，只能称为"生肖"，因为各星宿只有在诞生时刻，而牵涉到能量的研究时，才会很次要地产生影响。

[2] 天干地支与脏腑经脉的对应关系并不被惯常使用，而是来自对能量与《易经》的研究。

天干	含义	顺序	属性	脏腑	季节
甲	像草木破土而萌，阳在内而被阴包裹	1	阳木	胆	春
乙	草木初生，枝叶柔软屈曲	2	阴木	肝	春
丙	炳也，如赫赫太阳，炎炎火光，万物皆炳燃着，见而光明	3	阳火	小肠	夏
丁	草木成长壮实，好比人的成丁	4	阴火	心	夏
戊	茂盛也，象征大地草木茂盛繁荣	5	阳土	三焦	长夏
己	起也，纪也，万物抑屈而起，有形可纪	6	阴土	脾	长夏
庚	更也，秋收而待来春	7	阳金	大肠	秋
辛	金味辛，物成而后有味，辛者，新也，万物肃然更改，秀实新成	8	阴金	肺	秋
壬	妊也，阳气潜伏地中，万物怀妊	9	阳水	膀胱	冬
癸	揆也，万物闭藏，怀妊地下，揆然萌芽	10	阴水	肾	冬

地支是天的十二个能量，采十二进制。它们也具有阴阳性质，但五行属性以较特殊的方法界定，分别如下：

地支	含义	顺序	属性	经脉
子	孳也，阳气始萌，孳生于下也	I	阳水	胆经
丑	纽也，寒气自屈曲也	II	阴土	肝经
寅	髌也，阳气欲出，阳尚强而髌演于下	III	阳木	肺经
卯	冒也，万物冒地而出	IV	阴木	大肠经
辰	伸也，万物舒伸而出	V	阳土	胃经
巳	巳也，阳气毕布已矣	VI	阴火	脾经
午	仵也，阴阳交相愕而仵	VII	阳火	心经
未	昧也，日中则昃，阳向幽也	VIII	阴土	小肠经

第八章 中国的生肖

(续表)

地支	含义	顺序	属性	经脉
申	伸束以成，万物之体皆成也	IX	阳金	膀胱经
酉	就也，万物成熟	X	阴金	肾经
戌	灭也，万物灭尽	XI	阳土	心包经
亥	核也，万物收藏，皆坚核也	XII	阴水	三焦经

地的能量与单数天的能量（阳）相配，再加上地的能量与双数天的能量（阴）相配，一共构成了六十种组合，可应用于年、月、日、时。

因此，每个年、月、日、时对应各自所属的含义，一种地的能量配上一种天的能量，换句话说，一个十进制的天干依次与一个十二进制的地支组合，便形成了干支组合。每个组合都有其特有的五行属性，分别为木、火、土、金、水。

此外，用于年的三个六十进制代表一个180年的周期。因此，自黄帝以来，一共经历了二十六期，相当于过了以六十年为一个循环的七十八个周期，该七十八个周期结束于1983年。

根据对古代中国星相学的研究了解[1]，传说自黄帝以来，以180年为一期的第27期，或是以60年为一个周期的第79个周期，若依二分点的岁差来算，极有可能吻合太阳进入水瓶座的时间，也就是1984年3月20日的春分时候。

不但如此，该六十进制的周期与我们所知的现象极为一致，也就是一个纪元为期约2,160年[2]（36×60），而大恒星年相当于太阳穿越黄道带十二

---

[1] 参阅 Léopold de Saussure（雷欧波勒·德·叟许）著作：*Les Origines de l'Astronomie Chinoise*（《中国星相学的起源》）。

[2] 每72年春分点差一度，30°为一个纪元的结果便是：30×72=2,160年。

宫的旅程时间,因此多了十二倍,等于25,920年。犹记过去克卜勒(Képler)、柏拉图(Platon)和诺斯特拉达姆士(Nostradamus)都估计了这个大恒星年,分别是25,800年、25,908年,以及26,040年。

干支组合	数字	名称	性质	含义	十天干	十二地支
1	1–I	甲子	阳	金:海中金	木	水
2	2–II	乙丑	阴	金:海中金	木	土
3	3–III	丙寅	阳	火:炉中火	火	木
4	4–IV	丁卯	阴	火:炉中火	火	木
5	5–V	戊辰	阳	木:大林木	土	土
6	6–VI	己巳	阴	木:大林木	土	火
7	7–VII	庚午	阳	土:路旁土	金	火
8	8–VIII	辛未	阴	土:路旁土	金	土
9	9–IX	壬申	阳	金:剑锋金	水	金
10	10–X	癸酉	阴	金:剑锋金	水	金
11	1–XI	甲戌	阳	火:山头火	木	土
12	2–XII	乙亥	阴	火:山头火	木	水
13	3–I	丙子	阳	水:涧下水	火	水
14	4–II	丁丑	阴	水:涧下水	火	土
15	5–III	戊寅	阳	土:城墙土	土	木
16	6–IV	己卯	阴	土:城墙土	土	木
17	7–V	庚辰	阳	金:白腊金	金	土
18	8–VI	辛巳	阴	金:白腊金	金	火
19	9–VII	壬午	阳	木:杨柳木	水	火
20	10–VIII	癸未	阴	木:杨柳木	水	土

(续表)

干支组合	数字	名称	性质	含义	十天干	十二地支
21	1 – IX	甲申	阳	水：泉中水	木	金
22	2 – X	乙酉	阴	水：泉中水	木	金
23	3 – XI	丙戌	阳	土：屋上土	火	土
24	4 – XII	丁亥	阴	土：屋上土	火	水
25	5 – I	戊子	阳	火：霹雳火	土	水
26	6 – II	己丑	阴	火：霹雳火	土	土
27	7 – III	庚寅	阳	木：松柏木	金	木
28	8 – IV	辛卯	阴	木：松柏木	金	木
29	9 – V	壬辰	阳	水：常流水	水	土
30	10 – VI	癸巳	阴	水：常流水	水	火
31	1 – VII	甲午	阳	金：沙中金	木	火
32	2 – VIII	乙未	阴	金：沙中金	木	土
33	3 – IX	丙申	阳	火：山下火	火	金
34	4 – X	丁酉	阴	火：山下火	火	金
35	5 – XI	戊戌	阳	木：平地木	土	土
36	6 – XII	己亥	阴	木：平地木	土	水
37	7 – I	庚子	阳	土：壁上土	金	水
38	8 – II	辛丑	阴	土：壁上土	金	土
39	9 – III	壬寅	阳	金：金箔金	水	木
40	10 – IV	癸卯	阴	金：金箔金	水	木
41	1 – V	甲辰	阳	火：佛灯火	木	土
42	2 – VI	乙巳	阴	火：佛灯火	木	火

(续表)

干支组合	数字	名称	性质	含义	十天干	十二地支
43	3-VII	丙午	阳	水：天河水	火	火
44	4-VIII	丁未	阴	水：天河水	火	土
45	5-IX	戊申	阳	土：大驿土	土	金
46	6-X	己酉	阴	土：大驿土	土	金
47	7-XI	庚戌	阳	金：钗钏金	金	土
48	8-XII	辛亥	阴	金：钗钏金	金	水
49	9-I	壬子	阳	木：桑松木	水	水
50	10-II	癸丑	阴	木：桑松木	水	土
51	1-III	甲寅	阳	水：大溪水	木	木
52	2-IV	乙卯	阴	水：大溪水	木	木
53	3-V	丙辰	阳	土：沙中土	火	土
54	4-VI	丁巳	阴	土：沙中土	火	火
55	5-VII	戊午	阳	火：天上火	土	火
56	6-VIII	己未	阴	火：天上火	土	土
57	7-IX	庚申	阳	木：石榴木	金	金
58	8-X	辛酉	阴	木：石榴木	金	金
59	9-XI	壬戌	阳	水：大海水	水	土
60	10-XII	癸亥	阴	水：大海水	水	水

命运四柱

总之，这些干支组合里有四组以出生的年、月、日、时为基础，代表"命运的四柱"：由干支所组合而成的八字支配着命运，就像八面体钻石的八个面一般，是钻石的光芒。我们记得六十进制的周期，自时间的最初开始以来不断循环接替；基督纪元与 60 年为一周期的关系则开始于公元三年的冬至。第一年为"甲子"年，相当于我们纪元的公元四年。根据中国现今的农历来算，该年是开始于 2 月 4 日或 5 日。

年柱

若以 180 年为一期，至目前为止已循环接替了 11 次，并结束于 1983 年，新的一期开始于 1984 年[1]。新一期第一天的第一个小时势必就是进入水瓶纪元的时刻，稍后我们会以它作为范例。在开始进一步研究四柱之前，我们必须先回到两个计算方法。传统上这两个方法能够让我们找到中国农历年的大年初一：

- 就农历而言，大年初一相当于冬至后的第二个新月日。该日期变动于 1 月 21 日与 2 月 20 日之间，越南的泰特节（Tet）也是一样的情形。
- 中国的十二个月或二十四个节气的黄历里，天文信号有二分点和二至点，以及十二地支作为黄历的基础。因此农历新年的正月初一相当于"立春"，即 2 月 4 日。

日期	节气	太阳	十二地支	月
12—22	1—冬至	0° 摩羯座	2/I—子	11
1—5	2—小寒	15° 摩羯座	1/II—丑	12
1—20	3—大寒	0° 水瓶	2/II—丑	12
2—4	4—立春	15° 水瓶	1/III—寅	1
2—19	5—雨水	0° 双鱼	2/III—寅	1
3—5	6—惊蛰	15° 双鱼	1/IV—卯	2

---

[1] 180×11=1980，接着 1980+3=1983。

(续表)

日期	节气	太阳	十二地支	月
3—20	7—春分	0°牧羊	2/IV—卯	2
4—5	8—清明	15°牧羊	1/V—辰	3
4—20	9—谷雨	0°金牛	2/V—辰	3
5—5	10—立夏	15°金牛	1/VI—巳	4
5—21	11—小满	0°双子	2/VI—巳	4
6—6	12—芒种	15°双子	1/VII—午	5
6—21	13—夏至	0°巨蟹	2/VII—午	5
7—7	14—小暑	15°巨蟹	1/VIII—未	6
7—23	15—大暑	0°狮子	2/VIII—未	6
8—7	16—立秋	15°狮子座	1/IX—申	7
8—23	17—处暑	0°处女座	2/IX—申	7
9—7	18—白露	15°处女座	1/X—酉	8
9—23	19—秋分	0°天秤座	2/X—酉	8
10—8	20—寒露	15°天秤座	1/XI—戌	9
10—23	21—霜降	0°天蝎座	2/XI—戌	9
11—7	22—立冬	15°天蝎座	1/XII—亥	10
11—22	23—小雪	0°射手座	2/XII—亥	10
12—7	24—大雪	15°射手座	1/I—子	11

从中我们可看到，每个季节的开端并不吻合二极点与二至点，但这些天文信号各显示于季节之中。

此外，中国新年的开始并不吻合第一个地支，即 12 月 7 日，但却吻合"立春"，即 2 月 4 日；事实上，尚一米榭·德·凯马代克（Jean-Michel de Kermadec）[1] 为了"纪念远古新的一年，从含有冬至的该月份开始，习惯上第一个和第二个干支[2]用于第十一个和第十二个星相月（或第十一个和第十二个月亮），春天则从第三个干支开始"，与一年的开始同时间。

一个天干与一个地支、一个天的能量与一个地的能量的组合，也就是年柱的计算极为简单：我们犹记公元四年相当于一个60年周期的第一年。为了找出一年的干支，需要从那一年减去3。例如1984年，则1984-3=1981；接着除以60。1981÷60=33，剩1未除尽，便可得到该年的干支序数[3]："甲子，海中金，属阳"。

月柱

透过尚—米榭·德·凯马代克（Jean-Michel de Kermadec）的理论，我们可发现远古时期，中国新的一年从含有冬至的当月份开始，即"子"月。

实际上自黄帝（公元前2698年）和金牛纪元（公元前4497至2338年）以来，根据分点岁差，一年的第一个星相月（或第一个月亮）似乎始终与水瓶座有直接关系：针对星座也就是月份，每一个新的纪元的十二地支与它们所属的干支都会偏一格，即30°：

- 金牛纪元期间—公元前4497年至2338年

---

[1]　Jean-Michel de Kermadec（尚—米榭·德·凯马代克）：*Les Huit Signes de votre Destin*（《八字论命》）。

[2]　实际上是指第一和第二地支，以及它们所属的干支与第十一个和第十二个星相月有关：甲子—乙酉—丙子—丁酉—午子—巳酉……

[3]　若完全除尽，则理所当然等于第60个干支。

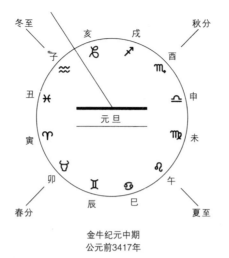

金牛纪元中期
公元前3417年

- 大年初一：12月7日—第一个月："子"，在水瓶座。
- 春分：第四个月，"卯"，在金牛座。
- 牧羊座的0°因而完全符合公元前3417年2月4日的立春。

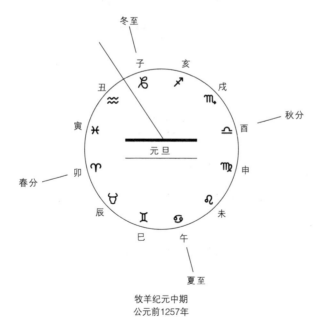

牧羊纪元中期
公元前1257年

第八章 中国的生肖

- 接着是牧羊纪元期间—公元前2337年至178年
  - 大年初一：1月5日—第一个月："丑"，在水瓶座。
  - 春分：第三个月，"卯"，在牧羊座。
  - 牧羊座的0°因而完全符合公元前1257年3月5日的惊蛰。

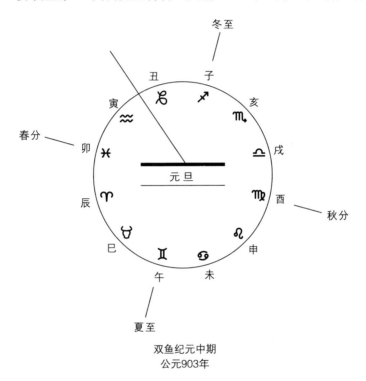

双鱼纪元中期
公元903年

- 双鱼纪元期间—公元前177年至公元1983年
  - 大年初一：2月4日—第一个月："寅"，在水瓶座。
  - 春分：第二个月，"卯"，在牧羊座。
  - 牧羊座的0°因而完全符合公元前177年3月20日的立春；4月5日为清明。

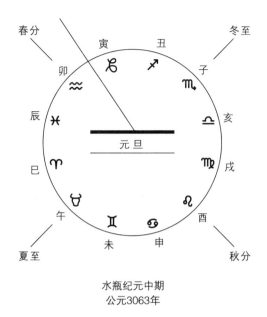

水瓶纪元中期
公元3063年

- 接着开始了水瓶纪元——公元1984至4143年
  - 大年初一：3月5日——第一个月："卯"，在水瓶座[1]。
  - 春分：第一个月，"卯"，在水瓶座。
  - 牧羊座的0°因而将完全符合公元3063年5月5日的立夏。看来似乎没有很大的变动，因为只有正月初一会偏离一个月，而对应的年柱也会跟着偏离，因此3月5日会替代2月4日。然而基本上，这也可以让我们恢复中国传统已经采用两次的真正步调，第一次是在牧羊纪元初期，第二次是在双鱼纪元初期。

尽管如此，至目前为止，每年正月初一都与"立春"吻合，而刚刚我

---

[1] 为了说明我们所讨论的主题，我们只需记住该年正月初一的第一个小时：1984年3月5日0时整（太阳时间）。

们看到，每年第一个月受到第三个地支的影响，而第三个地支本身又是该月的干支之一。

关于这点，我们知道60个月的一个周期相当于五年。因此第一组干支重新出现于一个周期的第六年的第一个月。下列的简明计算表格，从年柱或该年本身的序数的最后一个数字，可帮助我们找出第一个星相月的干支及后续。

年柱由下列数字做结束	每年由下列数字做结束	每年第一个月的干支
1 或 6	4 或 9	第 3 年
2 或 7	5 或 0	第 15 年
3 或 8	1 或 6	第 27 年
4 或 9	2 或 7	第 39 年
5 或 10	3 或 8	第 51 年

因此，1984年第一个月的干支将是第三组干支，因为该年的干支是1，而这一年的最后一个数字为4，因此只需加上某个星相月的序数（第一个月需减1）才可得到它的干支序数：1984年3月的干支（第二个星相月从3月5日至4月5日）等于第一个月的干支，即3，加上2（该月的数字），减1（第一个月），等于3+2-1=第四组干支，即丁卯，炉中火，属阴。

日柱

为了找出日柱，必需利用三个极为简单的数学计算法。

首先必需决定该日的序数：

月	一月		二月		三月		四月		五月		六月	
日	1	16	1	16	1	16	1	16	1	16	1	16
序数	1	16	32	47	60	75	91	106	121	136	152	167
月	七月		八月		九月		十月		十一月		十二月	
日	1	16	1	16	1	16	1	16	1	16	1	16
序数	182	197	213	228	244	259	274	289	305	320	335	350

当然,碰到闰年时,不能忘记从3月1号起便要加上1,1984年便是一例:1984年3月5日,即该年的第65日(64加1,闰年)。

接着,在该日的序数上,需要加上该年的关键数字,如下表所示:

1920	54	1940	39	1960	24	1980	9	2000	54
1921	60	1941	45	1961	30	1981	15	2001	60
1922	5	1942	50	1962	35	1982	20	2002	5
1923	10	1943	55	1963	40	1983	25	2003	10
1924	15	1944	60	1964	45	1984	30	2004	15
1925	21	1945	6	1965	51	1985	36	2005	21
1926	26	1946	11	1966	56	1986	41	2006	26
1927	31	1947	16	1967	1	1987	46	2007	31
1928	36	1948	21	1968	6	1988	51	2008	36
1929	42	1949	27	1969	12	1989	57	2009	42
1930	47	1950	32	1970	17	1990	2	2010	47
1931	52	1951	37	1971	22	1991	7	2011	52
1932	57	1952	42	1972	27	1992	12	2012	57
1933	3	1953	48	1973	33	1993	18	2013	3
1934	8	1954	53	1974	38	1994	23	2014	8

第八章 中国的生肖

(续表)

1935 13	1955 58	1975 43	1995 28	2015 13
1936 18	1956 3	1976 48	1996 33	2016 18
1937 24	1957 9	1977 54	1997 39	2017 24
1938 29	1958 14	1978 59	1998 44	2018 29
1939 34	1959 19	1979 4	1999 49	2019 34

1984年3月5日：65+30=95

最后再除以60：95÷60=1

剩下除不尽的35告诉我们该日的干支序数为第35组干支，即戊戌，平地木，属阳。

时柱

根据太阳周期，即当地时间，且关系到针灸经脉能量的昼夜循环，中国的十二个时辰依西方的时间[1]分布如下：

经脉	地支	中国时辰	西方时间
胆经	子	第一个时辰	23点到1点
肝经	丑	第二个时辰	1点到3点
肺经	寅	第三个时辰	3点到5点
大肠经	卯	第四个时辰	5点到7点
胃经	辰	第五个时辰	7点到9点
脾经	巳	第六个时辰	9点到11点
心经	午	第七个时辰	11点到13点

---

[1] 当然我们指的是当地太阳时间，而非法令时间。这里的经脉与天的能量之间的同类性并非惯例，而是来自对《易经》与能量学的研究。

(续表)

经脉	地支	中国时辰	西方时间
小肠经	未	第八个时辰	13 点到 15 点
膀胱经	申	第九个时辰	15 点到 17 点
肾经	酉	第十个时辰	17 点到 19 点
心包经	戌	第十一个时辰	19 点到 21 点
三焦经	亥	第十二个时辰	21 点到 23 点

就西方而言，每日开始于零点整，直到 24 点整结束，中国的第一个时辰则是并跨两日。因此中国的 60 个时辰周期相当于 5 日；第一组干支重新出现于第 6 日。为了找出某个时辰的干支，只需两个极为简单的计算法：

- 从日柱的结束数字起，下列表格可帮助我们得知该日第一个小时的干支组合：

日柱由下列数字做结束	第一个小时的干支组合
1 或 6	第 1 组干支
2 或 7	第 13 组干支
3 或 8	第 25 组干支
4 或 9	第 37 组干支
5 或 0	第 49 组干支

1984 年 3 月 5 日，日柱的最后数字为 5（第 35 组干支），从而得知第一个小时的干支为第 49 组。

- 再者，只需在该日第一个小时的干支加上该小时的序数，但第一个小时必需减 1；因此得到日柱的序数：根据上述算法，1984 年 3 月 5 日 0 点整的日柱为 49+1-1= 第 49 组，壬子，桑松木，属阳。（1984

年3月5日0时是自黄帝以来的第79个60年周期的诞生时间，也是水瓶纪元的诞生时间。）

因而，1984年3月5日0时整的命运四柱定义如下：

- 年柱：第1组—甲子，海中金，属阳。
  干支属性：金—地的属性：木—天的属性：水
- 月柱：第4组—丁卯，炉中火，属阴。
  干支属性：火—地的属性：火—天的属性：木
- 日柱：第35组—戊戌，平地木，属阳。
  干支属性：木—地的属性：地—天的属性：地
- 时柱：第49组—壬子，桑松木，属阳。
  干支属性：木—地的属性：水—天的属性：水

命运四柱使用具有象征性的词汇（桑树：东方之木，各太阳之母，春天等）来诠释其意义。同时也采用五行各自含有的同类特质（木：东方、春天、变化、雷、阳的升起）[1]。

此外，年柱、月柱的属性与个人的性格及社会的我较有关系，而日柱和时柱则与内心深刻的自我关系较深。

动物、星座、月亮、四季之歌

为了更深入了解中国的生肖，我们需要知道四个传统领域：

---

[1] 关于这些诠释，请参考Jean-Michel de Kermadec（尚—米榭·德·凯马代克）著作：*Les Huit Signes de votre Destin*（《八字论命》），以及*Horoscope Chinois*（《中国的生肖》）。

第一个领域，我们已经谈过，那就是十二生肖，这些动物乃因为它们吉祥的性格而被入选。每个动物各与天的一种能量组合，即年与时的能量：

地支	性质	动物	性质	象征
子	阳	鼠	阴	魅力
丑	阴	牛	阴	平衡—执着
寅	阳	虎	阳	勇气—独立
卯	阴	兔	阴	道德—谨慎
辰	阳	龙	阳	运气
巳	阴	蛇	阳	智慧
午	阳	马	阳	高尚—活力
未	阴	羊	阳	艺术
申	阳	猴	阴或阳	想象力
酉	阴	鸡	阳	坦率
戌	阳	狗	阴	忠诚—忧虑
亥	阴	猪	阴	诚实

若采用年柱和时柱的地支（天的能量），我们可以立即找出其相配的动物：

- 1984年，第一组干支，地支为"子"，属鼠，阴性。
- 1984年3月5日0时整，第49组，地支为"子"，属鼠，阴性。

接着，必须考虑月相的盈亏（新月、上弦月、满月、下弦月），同时也要考虑到相关的月份：1984年3月5日，从3月2日起为上弦月。

然后是与日子有关的28个星座。它们各是月亮理论上绕行28天或4周的一个黄道宫位。这些星座形成四个区域，分别是青龙、玄武、白虎、朱雀。

每个星座与每周的一个固定日有关，使得该日带有一个特定意义[1]。

最后是与一天中各小时有关的四季之歌。四季之歌将每个地支代表黄帝身体一部分特殊性显示出来，而黄帝则以各代表一个季节的四个小塑像作为它的象征[92]。一个人的生命趋势与成就乃依出生时辰的地支所在而决定，且依地支在代表一季的小塑像上各个不同的位置而定。

从《易经》到秘名

传统里也提到第五个形式，即《易经》六十四卦和一年中各日之间的和谐性："每个六爻卦主要是支配六天，各爻分别影响其中一天……值得一提的是，六十四卦中，每四卦对应三个月的一个完整阶段[92]。"

然而，一年中有五或六天未对应任何六爻卦，未免有点遗憾。如果从已含有数学逻辑的《易经》来着手，也可以建立一个各六爻卦与五、六天期间的相互关系[2]。但这种做法并不是很传统！

谈到中国生肖，就必须提到一个极为特殊的议题，也就是"秘名"。所有的言词都是一种振荡，而组成干支的每个字各具有本身专属的振荡。生命中的每一刻，特别是诞生的那一刻，充满了宇宙的各种振荡，而这些振荡影响着那永恒的一刻。关于星相学的诊断，荣格博士（C·G·Jung）不也曾经说过"就在这一刻所产下或创造的一切，有这一刻的特性？"[3]因而，每个人的秘名是从诞生时的干支而构成。

---

[1] 参阅请参考 Jean-Michel de Kermadec（尚—米榭·德·凯马代克）的前述著作。

[2] 参考附件：《易经》表格与西方星相学表格。

[3] C·G·Jung（荣格）：A la Mémoire de Richard Wilhelm in "Commentaire sur le Mystère de la Fleur d'Or"。

传统上，出生日的天干构成新生儿名字的一部分[1]，通常上再加上时辰的地支。因此，假设一个婴儿出生于上述研究过的日期和时辰，即1984年3月5日0时整，其秘名则为戊子，意指收割与孩子，也可理解为圣者！可是戊子也是第25组干支，即霹雳火、属阳，干支的属性为火，天干属土，地支则属水。

现今我们拥有极为精准的时钟与定时器，因此可以为中心的命运第五柱试着下定义，它与某一事件发生时的那一分钟相对应。秘名以分柱的天干与地支而构成，因而含有一个双元性的第三个元素，比前两个更为详细。

分柱的定义有两种方式，一种是以60分钟为一周期的两个周期来对应中国的时辰，另一种是以双60分钟的一个周期对应每一个时辰。后者较接近中国的论证传统。所以，每个"中国的分钟"相当于西方的两分钟。这时中国各时辰的第一分钟相当于第一组干支，即甲子，第二分钟相当于第二组干支，即乙丑，并以此类推下去。

1984年3月5日0时整，该组干支为第一个时辰的第31组双分柱，亦即第31组干支，甲午，沙中金，属阳；天干的甲带有萌芽的含义，地支的午则具对立的涵意，即抗争、最顶点的阳。干支组合的属性为金，天干属木，地支属火。

我们从中可以看出，分柱所带来的含义能够补充"秘名"的前两个象征，尤其是当我们把日柱的天干和时柱的地支习惯上视为内心深处的我时；分柱事实上应该被视为生肖的中央点，以及对上帝根本意识的反映。

---

[1] Marcel Granet（葛兰言）：*La Pensée Chinoise*（《中国思想论》）。

第九章　秘传星相学

宇宙在星相学中的影响

中国星相学中有"命运四柱",以地的能量(十天干)与天的能量(十二地支)的组合为基础,是地五行与天六气的阴阳形式,可同构型地对应于针灸的十脏腑与十二经脉。我们也知道,西方公认的星相学有十个星体及十二个星座,象征着上述的一种振动形式。

只是,我们提过,中国的能量学里有第十一个器官:处于中央的胃,以及第十二个不具结构性的器官:心包。就能量星相学而言,我们将地球及位于火星与木星轨道之间的小行星也视如一同。如此一来便有了十二功能—器官及十二星体。

基于在能量星相学上奠立的这些基础,我们知道每个星体掌管一个星座,换句话说,星体是星座的主宰星。同样地,每个功能—器官都各有一个同名的作为表面天线的经脉,就像是功能—器官掌管着经脉[1]。

除此之外,我们在研究星相学时还要加上最后一个重要的观念:配合二分点与二至点的组合,如春天与黎明、夏天与正午、秋天与黄昏、冬天与午夜之间各具有同构型。具有象征性的十二宫位可作为主题分析的一个辅

---

[1] 参阅第五章《西方科学》中的"大宇宙"。

助系统，而这个系统也是以这个同构型为基础。

就以出生为例，一个事件的明确时间乃配合黄道的十二宫位之一，就在这一刻里，处于东方地平在线的十二星座之一正在诞生并上升到天际中。因此，该星座构成了第一个宫位，被称为上升星座，就像牧羊座，是春天、是黎明、是生命诞生的星座……其他十一个宫位则分布于黄道带四周，并与其他十一个星座配合：金牛座、双子座、巨蟹座……

有一点需要加以强调，即星体的位置作为星座及宫位时有一种解读法，一方面要配合其所在位置，另一方面要根据它们之间所形成的关系：联合、对立、三角、正方、六角等关系，相当于0°、180°、120°、90°、60°等。

宇宙在秘传星相学中的影响

西方星相学在个人占星与个体命运上，强调的是特性与个人，通常并未说明当中一些主要能量的重要性，也未说明它们的来源。

从爱丽斯·贝利（Alice Bailey）[1]对秘传星相学的解释中，我们知道一个生命及一些生命在宇宙的生命中会透入"光点"。太阳系、星体、自然界以及小宇宙的人类等这些"光点"，是这个生命及若干生命的能量活动及表现的结果，而生命的表现循环及无穷的目的远超过我们人类所能理解的范围。

时空的以太是一个能量场，在其中以及通过其中，有无数来自这些根源的能量发挥着它们的作用。因此，我们要考虑到，我们的地球、我们的

---

[1] Alice Bailey（爱丽斯·贝利）：*Astrologie Esotérique Volume III-Traité sur les Sept Rayons*（《秘传星相学》第三部《七道光专论》

太阳系、其他的七个太阳系（包括我们的在内）的以太体、能量体。同样地，我们也要考虑到，这些太阳系所属宇宙的以太体更为广大。不但如此，还有绕行于宇宙中的所有星座、太阳系和星体。

从爱丽斯·贝利的描述中可得知，此一能量的不断循环在下列根本元素中发挥着作用：

- 大熊星座与它的七颗亮星。
- 昴星座与它的七姐妹星。
- 天狼星，大犬星座。
- 七大太阳系，包括我们的太阳系。
- 七颗神圣星体，分别是火星、金星、木星、土星、天王星、海王星和火神星，就秘传星相学而言，火神星是未来的一颗星[1]。
- 五个非神圣的"星体"，分别是地球、太阳、月球、火星和冥王星。
- 七个主要的星体中心。
- 人的以太体内的七个力量中心。
- 黄道十二星座及哲学的黄道十二宫。

一般而言，星体的影响会使外在生命状况的过程、个人的命运改变方向。这些影响会限制并完全掌控没有灵魂意识经验的人。一个人一旦开始意识到他的灵魂，且试着去掌控他的生命过程时，此时星体的影响会显著减少：他的人格星座会变得越来越不准确，有时甚至完全错误！这时，光的能量会经由星体溢出，被接受并主导的将是这个能量，而不再是星体的力量。

太阳星座显示人的身、心、灵的天性。它掌握了人格之光的秘密，以

---

[1] 参阅后述的七个神圣星体的分析。

及一个真实之人对于他灵魂的反应或缺乏反应。它也会显示已完成的整体使命，以及目前的发展程度和灵魂的性质表现；也就是目前的生命性质，以及在一个团体内部工作的立即可能性。

上升星座则显示远景的可能性，以及目前化身和随即接续化身的灵性目的。上升星座关系到灵性的人为了超越既有水平所做的奋斗，以便当人格的死亡发生时，真正的人能处于"最靠近他生命的中心、最接近他所属团体的中心，以及接近神性生命的中心"[1]。

人格的死亡意味着肉体、星光体与心智体的死亡，正如爱丽斯·贝利对还原与消除过程的形容；人格的死亡也意味着自觉的与神秘的人格的死亡，人格的能量从分配中心移转到灵魂，一如它在整合过程中出现的形式。

因此，太阳星座显示的是目前的问题，并决定人格的生命步调。它关系到性格、性质与生命趋向、过去的遗传，而这些在此一特定的降生中不断地寻求表现。至于上升星座，它显示的是灵魂所孕育的生命，以及为了此生所要达到的目标。它掌握着未来的秘密，并给予力量，如果力量运用得当，便能实现。它指出了能辨识灵魂力量的道路，并在灵魂与人格之间建立关系。就某种形式而言，太阳星座清晰地显示南方月交点（或称龙尾）的信息，进而发展，而上升星座则相对于北方交点（龙头）[2]。

关于此点，我们应注意月亮是另一个光源，在众星体中之占有一个特殊的位置：它所传递的力量类型，显示了属于过去的一切；因此总结了现今灵魂在实现目标时所遭受的限制与阻碍。南、北的月交点用于印度星相学

---

[1] Alice Bailey（爱丽斯·贝利）：如前述。

[2] Irène Andrieu（伊莲·安德鲁）：*Astrologie, clé des vies antérieures*（《星相学——前世之钥》）。

第九章　秘传星相学

及其形式时,要从这个方面去看待。事实上,南方的交点带来了对过去经验的理解,而北方交点指出了灵魂在未来的实现时可采用的方法。

因此,黄道十二星座运用各自所属的能量,主要影响着活在横隔膜层次以下的人,也就是一般平凡人。这些宫位影响着四个中心:底轮、生殖轮、脐轮(或太阳轮)与脾轮。然而,人类未开化的生命主要是受到一般称为"次要黄道带"十二宫位的影响;也就是星体在这些宫位的位置,以及它们的相互关系或形式。

七大太阳系内的群体(包括我们的在内[1])与其黄道星座共同运作,主要影响活在横隔膜之上的人,亦即走在演化路上的人。这个群体因而影响着另外四个中心:心轮、喉轮、额轮与顶轮。该群体的七大太阳系关系到大熊星座、昴星以及天狼星。

于是,具有智能且清醒的人类,同属于那些接近门徒之路与试修之路者。由于星体对人格的影响,他开始逐渐回应七大太阳系能量的影响;当太阳星座指示出生命进展的路线(而这些路线的阻力最小)、上升星座指示出灵魂在这特定一生的目的及达到的方法时,人类会予以回应。太阳星座与上升星座是所谓的"主要黄道带"的两个根本星座,与星体的位置及此一大黄道带的十二星座息息相关。

之后,门徒与修士开始有意识地响应这些影响的整体,并积极地使用他们的力量。七大太阳系会过滤来自大熊星座、昴星团及天狼星的微妙能量,并再度传递。渐渐地,这些能量在意识载体上发挥作用,但大脑却无法予以记录。人无法在第三次启蒙之前完全明白它们的影响。这三种类型的能量乃通过顶轮而发挥作用。

---

[1] 参阅第三章《印度科学:宇宙层次与意识载体》。

就整体而言，这种动态性的能量与"电火"及意志形态（第一种神性形态）有关：天狼星的能量经由巨蟹座、摩羯座与土星传给我们；大熊星座的能量经由牧羊座、天秤座与太阳星座（朦胧的火神星）来传递；昴星团的能量则经由双子座、射手座及水星来传递。这些能量在人经历主要的几个启蒙期间开始作用。

当人在门徒之道上锻炼时，此时七大太阳系本身的能量会开始发挥作用。这种磁性的能量与太阳之"火"及爱—智慧（第二种神性形态）经由金牛座、天蝎座及火星传达给我们。

让我们再回过头来讨论在人的演化过程中星体及黄道星座的直接影响，以便能够进一步分析它们。

掌管十二宫的十二个星体与摩擦之火及积极性智能的形态有关。它们首先关系到肉体层的人的表现[1]；十二星体影响着人格的形态；当十二星座被加到每个人继承的业力上时，便形成周边的环境特性，以及生命形体的发展与控制可能。

黄道十二星座首先涉及形体内对灵魂的刺激；它们会产生自觉的作用，而致使外在的表现有所改变，此乃因为它们的能量与星体的能量结合为一。其过程可分为两个阶段：

- 第一个阶段关系到太阳星座支配人的期间：人格经过发展其潜在可能，因而逐渐准备响应灵魂。太阳星座的作用有时被称为"潜在的太阳权力"。
- 第二个阶段是在过程中对于上升星座的能量所进行的响应，会越来

---

[1] 火星支配牧羊座，是第一宫；木星支配金牛座，是第二宫；地球支配双子座，是第三宫……

越重要，以及越来越清楚。这些能量会引起一个意外的结果，进而使演化加速，使得内在的生命、灵魂的生命绽放。上升星座因而被称为"可能性的太阳"。

在来自黄道十二宫的能量影响下，人将为一个方向危机而准备。在其中他会慢慢地将生命之轮上的进展方式反转过来，同时会自觉地进行回归到根源的旅程。事实上，在人类生命围绕着黄道的旅途期间，由于有多次的轮回，因此可分为三个时段，以及三大轮回的循环：

- 第一段要追溯到很久以前，人类的进展过程是从牧羊座经过金牛座到双鱼座，直到主体的运动释放个体，让它成为一个自我意识进步的生命，而生命之轮上的进展方式则有所改变。
- 第二段是个体进展的方向与主体相反的过程，从牧羊座、经射手、狮子、巨蟹到金牛座。他的生命在很长一段期间会完全反社会性：自私、自我、所有的努力都只为自己的利益、自己的成功，以及个人的满足。这种趋势会不断加剧，而且形成当代人的整体特性。
- 第三段是人的进展又重新朝向从牧羊座到双鱼座的过程，中间经过金牛、天蝎与摩羯座。在这个最后的阶段里，他又回到主体的直接方式，但这一次有了一个新的态度，并朝向利他主义发展而有一个为人类服务的人格。同时，人会主动改变这些能量的方向，让它们全汇集到合成的目的，即逐渐同化于上帝统一体[1]。

最后，十二星座及三大星座（大熊星、昴星团、大犬座阿法星—天狼星）

---

[1] 第二及第三时段所提到的中间星座，是对两种进展具有三重性主要影响力的星座。

的能量与七道光及星体的逻各斯（Logos）等等能量互相结合。此种结合是一种完美的句点；这些能量经由七个神圣及五个非神圣的星体传到地球与人类之中。

但人在很长的一段时间里只会受非神圣星体的活动影响："人是一个五角星，人的力量喷发到五个燃烧点上，而在五个燃绕点上各出现一个接收中心"[1]。

值得注意的是，这五个非神圣星体与四个基本脏器同功，是接收它们能量的中心，分别是心、脾、肺与肾，还有一个腑，即胃，与地球同为同构型。

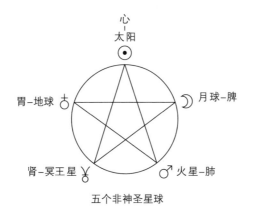

五个非神圣星球

这些星体对于修士的作用越来越小，以至到了第五次启蒙时，他已不再感受到它们的影响，反而是可运用力量来支配它们的能量。

当人接近门徒之道时，神圣星体的影响此时会变得越来越大，其中被太阳遮掩的火神星在秘传星相学里是第七个神圣星体。在《中阴得度》一书中提及该星体是未来有待发现之星。

我们之前提过，位于火星与木星轨道之间的小行星带，和位于肺与大肠之间的心包为同构型[2]。就中国能量学而言，由于心包（相火）被心火遮住，因此很明显地，根据爱丽斯·贝利的叙述，似乎被太阳遮住的火神星相当

---

[1] Alice Bailey（爱丽斯·贝利）：如前述。

[2] 参阅第四章《中国科学》。

于小行星带，特别是最主要的四颗小行星：

谷神星 ⚳，**智神星** ⚴，婚神星 ⚵，灶神星 ⚶

这四颗小行星的出现确实形同三焦的四种能量（含在心包内），即大自然的四个卡（Ka）的能量、四个来自父系遗传者的下层形态—物质体、以太体、星光体和心智体。

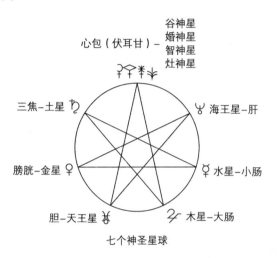

七个神圣星球

不但如此，若我们参考有关神祇与英雄的圣徒传，会发现色列斯（谷神星）是朱庇特（木星）的妹妹、伏耳甘（火神星）的阿姨。色列斯看到普路托（冥王星）劫持了她的女儿普萝赛苹，并把她带到地狱，一年中有四个月被关在那里……帕拉斯的母亲梅提丝在怀她的时候被朱庇特一口吞噬，伏耳甘（火神星）一举将朱庇特的头敲破，让帕拉斯自朱庇特头部诞生，一出生便怀有武器……朱诺（婚神星）是朱庇特的姐姐，生下了四个孩子，其中之一便是火与金属之神伏耳甘……朱庇特除了有色列斯和朱诺两个姐姐，还有另一个姐姐维斯太（灶神星），她不但是守门者，同时也负责灶上的火焰，以及她外甥伏耳甘的锻冶之火，等等。伏耳甘简直无所不在！

此外，这四个小行星根据火神星指引的方向各自影响着人，并在各层面上形成人的人格：

- 谷神星的影响为"主动性的存在"[1]。其负责最为稠密的有形物质的形态，以及生命活力的以太体。除了调节生命的循环与律动、死亡与诞生、演化与退化，还完成了前世的化身等任务，同时也支配稠密物质体的生存和团结意志的矿物意识。谷神星引发第一次启蒙，并控制以太载体的植物、直觉和感觉等意识。因此通过底轮、脾轮、生殖轮的关系，也控制着稠密体的植物、直觉和感觉等意识。
- 婚神星的影响为"和谐的实现"[2]。婚神星在选择上极为严谨，态度极为正直。其艺术感和在宇宙中的和谐发展，表现在规律的内向与外向特质上，以及在形式性的现实中，一个被敏感、被想象、被知识所控制的现实。由于具有生成的能力与蜕变的能力，因此能将欲望及占有性的忌妒蜕变成神性化的爱、平静与慈悲，因而成就了第二次的启蒙。其特点为：动物性意识的控制、星光体的情绪及感情控制。这次的启蒙与脐轮及心轮有关。
- 智神星的影响为"智性的醒悟"[12]。智神星透过心智体来掌控化身世界里的外在表现。智神星具备了调解的能力，同时又具有保护的能力。其经由思考而得以控制本能与情感，将繁殖的能量升华成心智的创造能量，因此控制了性，并超越了双性。配合了喉轮与额轮，智神星为"人格的整合"做准备，即物质、星光、心智、本能、情感与思考等意识的和谐一致。
- 灶神星的影响为"神圣的意识"[12]。灶神星是过去经验的精华所形成

---

[1] 参阅 Jean Billon（尚·比庸）：*L'Univers des Astéroïdes*（《小行星的宇宙》）。
[2] Jean Billon（尚·比庸）：*L'Univers des Astéroïdes*（《小行星的宇宙》）。

的火焰，因而是火的守护者！灶神星是超越物质、星光、心智形态的透明生存本质，并将已获得的一个起点引导至灵魂在此生要达成的目的。灶神星将团体的利益与服务摆在一切个人考虑之上。第三次启蒙是灵魂控制人格的人性意识，与顶轮有关系。

十二宫的能量逐渐与十二星体的能量融合，但这些能量是否能引起响应、是否被有意识的接收、识别与运用，完全取决于一个人的意识载体的发展程度。

就这样，两股强烈的能量流经由七个星体的调节中心传到人体内，并灌入象征性的十二宫。第一股是星座的能量流，来自宇宙。第二股是星体的能量流，来自太阳系本身。在这段期间，人的主要工作是解决对立性的特质：

- 在物质层里，当他在净化与演化的路上时，需要将稠密性及以太性的力量结合在一起。
- 在星光层里，当他在门徒的路上时，需要使欲望的对立力量变得和谐。
- 在心智层里，"圣体存在之天使"与"门坎天使"交会。他们在启蒙的道路上结合完成。

当太阳星座与上升星座结合时会出现一个危机。此时灵魂与人格形成彼此对立的情形。

"圣体存在之天使"分配太阳之火并拥有集中的电火。"门坎之神"经由摩擦而表现出火的形式并使用该火。两者以隐密而玄奥的理解能力开始认识彼此：大门从此敞开，经过第三次的启蒙后，修士可以随时接触到最重要的三个星座（大熊星、昴星团、天狼星）的生命与光明。

- 人是灵性的火花、神性的火焰、纯净的灵体。因此他是一盏电火，能够响应大熊星、昴星团、天狼星等三大星座的影响。
- 人是太阳天使的表现形式，是一个灵魂，也是太阳之火，因而越来越能够响应十二星座、七大太阳系，以及七道光的影响。
- 人是一个有结构性的人格，是一个身体，也是一把因摩擦而产生的火，并受到星体与宫位的影响。

光、星体与星座

每个星体各回应七道光之一，特别是神圣星体会随着每个人的心灵演化程度，影响逐渐越来越大。其整体能量结构是从最中心的太阳，来到星体中最远的冥王星，如同脏腑中的能量循环，依序是：心、小肠、膀胱、胃、脾、肺、心包、大肠、三焦、胆、肝、肾。

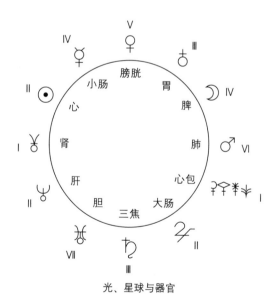

光、星球与器官

在门徒之路上，门徒受到水星 ☿ 及土星 ♄ 的强烈影响，即第四道与第三道光。一个带来光明，另一个则提供了机会。

在第一次启蒙期间，门徒面临了第一道光的集结与毁灭两种力量，即火神星的力量与冥王星的力量。

火神星对门徒的影响达到了他本性的最深处，我们之前已经提过。而冥王星则是在表面来回地摧毁下层区域中的所有障碍。[1]

在第二次启蒙时，门徒开始受到海王星、金星与木星（第六、第五与第二道光）的影响。脐轮、喉轮与心轮以极为明确的方式，分别响应这几道光。

在第三次启蒙时，遮住一个隐藏星体（天王星）的月球及火星（第四道光与第六道光）会引发一个激烈的冲突；当冲突结束时，人便会从人格的控制中被释放出来。

在第四次启蒙时，水星与土星（第四道与第三道光）会再次介入并导致一些重大的改变，以及一次独特的启蒙。

到了第五次启蒙时，天王星与木星（第七道与第二道光）会带来修士所具备能量的整体和谐组织。修士因而得以"摆脱生命之轮，并真正地开始生活[2]"。

第二道光的能量（太阳的能量）遮住了一个未知的神圣星体（火神星：小行星带）。在这整个期间里，第二道光的能量经由太阳天使持续不断地传给人。

我们之前已发现，每个星体掌管一个星座：无论是正统派星相学或是能量星相学，这个星体就是该星座的主宰星[3]。若是正统派星相学，则最近被

---

[1] 火神星代表谷神星、智神星、婚神星、灶神星来展现影响特质，这四者的影响力会一直延续到第三次启蒙。参阅 Alice Bailey（爱丽斯·贝利）：*Astrologie Esotérique*（《秘传星相学》）第 661 页：A、B 与 Y、Z 等星体！

[2] Alice Bailey（爱丽斯·贝利）：同上。

[3] 参阅第五章《西方科学》中的"大宇宙"。

发现的星体是某些星座的共同主宰星；若是能量星相学，则每个星体是单独一个星座的主宰星。

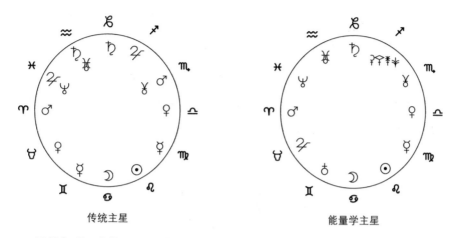

传统主星　　　　　　　　　能量学主星

尽管如此，在能量星相学里，主带上的四个主要小行星（谷神星、智神星、婚神星、灶神星）是射手宫的共同主宰星。

秘传学的主宰星

在秘传学的星相学里，我们会发现，根据门徒与修士的进展程度，主宰星体的宫位将与前述有所不同。太阳与土星单独留在宫位上。

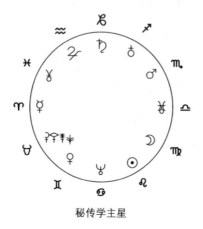

秘传学主星

很明显地，在这种新的关系里，无论是星体与星座之间，或是脏腑与经脉之间，两者已无直接的模拟关系。星体与星座所传递的光才是关键，而非这些星体本身的力量。这些光在灵魂的生命上具有一种影响力，并经由生命的调和而在人格的各种形式上产生影响。

然而，我们不禁自问，西藏的上师如何去界定各星体的秘传学宫位。当我们观察介于正统派宫位，或能量学宫位与秘传学宫位之间的星体变化，会发现这些移转毫无逻辑性可言，而且完全缺乏一致性：

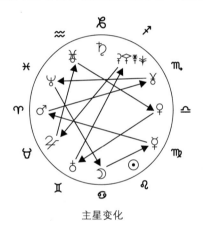

主星变化

从能量学的宫位到秘传学的宫位变化

- 太阳与土星的位置维持不变
- 火星取代冥王星的位置，冥王星取代海王星，海王星取代月球，月球取代水星，水星则取代火星空出来的位置。
- 木星、天王星、金星、地球与小行星也是同样的情形，它们各自依序取代下一个主宰星的位置。

我们可看到这三个序列的整体没头没尾，至少在这些星体掌管的十二宫循环上毫无和谐性可言。

不过，若我们仔细看这三个生成循环的序列（八个外围与四个中心的组成部分），会发现事实并非如此。这个生成循环[1]负责脏腑与经脉的能量分配，一如星体与星座的能量分配。

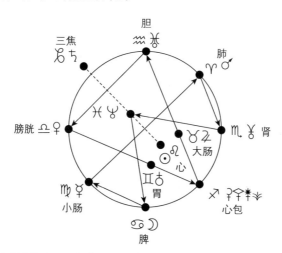

太阳—土星轴线显示出完美的对称性，而根据这两个路线所形成的配置绝非偶然[2]！

- 太阳和土星成了狮子座与摩羯座的主宰星
- 火星取代冥王星，成了天蝎座的主宰星
- 冥王星取代海王星，成了双鱼座的主宰星
- 海王星取代月球，成了巨蟹座的主宰星
- 月球取代水星，成了处女座的主宰星
- 水星取代火星，成了牧羊座的主宰星

---

[1] 参阅第四章《中国科学》。我们几乎可说它是能量主宰星在结构安排上的一个证明。

[2] 参阅第五章《西方科学》中的"大宇宙"。

另外五个"星体"以同样的方式，各自成为如下的主宰星：

- 木星取代天王星，成了水瓶座的主宰星
- 天王星取代金星，成了天秤座的主宰星
- 金星取代地球，成了双子座的主宰星
- 地球取代小行星（火神星），成了射手座的主宰星
- 小行星（火神星）取代木星，成了金牛座的主宰星

我们已知道能量学的主宰星与秘传学主宰星之间的变化如何进行；现只需了解这些变化所象征的意义。

事实上，若火星（第六道光）在天蝎座取代了冥王星，是因为要为这个星座及初级的门徒带来虔信与理想主义之光的影响，以便在射手座里将死亡转化成灵性的诞生。

若冥王星（第一道光）在双鱼座取代了海王星，是为了这道意志与力量之光能够帮助对修士的最终释放，他已为神性旨意及救世主的使命奉献出了生命。冥王星（第一道光）在表层来回，并摧毁在下层区域里的所有障碍。

若海王星（第六道光）在巨蟹座取代了月球，是为了利用这道光的虔诚力量，让主体意识成功地转到包括门徒在内的意识。

若月球（第四道光）在处女座取代了水星，是为了让宇宙的和谐及个人因冲突而来的和谐，在第二次诞生的痛苦中，即宇宙及个人的基督诞生里，产生统一体与美。

若水星（第四道光）在牧羊座取代了火星，是为了在这个基础阶段的星座里，指引在宇宙中个体因冲突而产生的和谐，以便在金牛座为光的发现而做准备。

若木星（第二道光）在水瓶座取代了天王星，是因为有了爱—智慧之光。

个人的意识将发展至世界性的意识，让人变成世界的仆人。

若天王星（第七道光）在天秤座取代了金星，是为了把它的组织力量带向这个星座的和谐境界。

若金星（第六道光）在双子座取代了地球，是为了用发展它的心智层及创造能力的方式，让二元性思想发现三元性及统一性。

若地球（第三道光）在射手座取代了火神星（谷神星、智神星、婚神星、灶神星），是为了让修士能够专心达到开悟的境界。

若火神星（谷神星、智神星、婚神星、灶神星，第一道光）在金牛座取代了木星，是因为只有在欲望蜕变成牺牲、个人意志蜕变成神性意志后，才能发现光。这些密集性的、毁灭性的力量，同时也含有第一道光的力量。修士在他本性的最深层都可以感受到这些力量。人格上各种形式的渐进整体、对灵魂的认同、经由"门坎之神"而发现了"太阳天使"，这一切的根源都在四个小行星之中。

第二道光的能量（即存在于狮子座中的太阳能量）、遮住一个未知的神圣星体的能量（火神星：谷神星、智神星、婚神星、灶神星）会经由太阳天使而不断传给人。

同样在摩羯座属于土星的第三道光的能量，提供了一些机会，并继续进行土星的工作，而土星是经验的提供者。

不同等级的主宰

根据创造的七个等级与各导师的等级，主宰星将会再一次有所不同[1]：

当我们观察发生在秘传学宫位与星体等级宫位之间的变化，似乎又再

---

[1] 爱丽斯·贝利（Alice Bailey）：如前述。

一次感到杂乱无章,至少无明显的合理性可言。

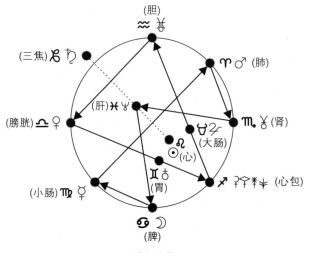

阶级主星

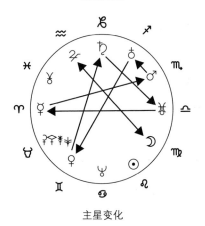

主星变化

从秘传学宫位到各等级宫位的变化

木星与月球各自脱离它们的宫位。

冥王星、小行星(火神星)、海王星和太阳维持它们的位置不变。

火星占据了地球的位置,地球占据了金星的位置,金星占据了土星的位置，土星移到天王星的宫位，天王星占走了水星的宫位，水星则占据了火星留下的宫位。

从能量学的主宰星到秘传学的主宰星，这三个生成循环的序列都已被使用过。若我们细看它们，会发现有一个极为重要的对称关系，但必须有双子座（由金星伴随）与巨蟹座（它的主宰星即海王星不变动）的介入，一个置于圆周上，另一个置于循环的内部，而这个内部还有其他固定的星体[1]。

它所显示的和谐性同样相当明显。

四个"星体"在中心维持它们的宫位不变：

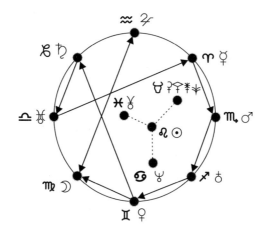

- 太阳是狮子座的主宰星
- 谷神星、智神星、婚神星、灶神星（火神星）是金牛座的主宰星
- 冥王星是双鱼座的主宰星
- 海王星是巨蟹座的主宰星

---

[1] 在能量学上，这种位置的交换完全可被接受，因为巨蟹座与双子座有同一个根源，即三划卦（☰）。

两个"星体"彼此交换位置：

- 月球取代了木星，变成了水瓶座的主宰星
- 木星取代了月球，变成了处女座的主宰星

最后六个"星体"各占据了下列的主宰位置：

- 火星取代了地球，变成了射手座的主宰星
- 地球取代了金星，变成了双子座的主宰星
- 金星取代了土星，变成了摩羯座的主宰星
- 土星取代了天王星，变成了天秤座的主宰星
- 天王星取代了水星，变成了牧羊座的主宰星
- 水星取代了火星，变成了天蝎座的主宰星

我们要知道，门徒的灵魂就在光之中。而所有来自光的能量会以积极性次光的方式来展现；因此，首先有必要找出灵魂之光。但我们也还记得，灵魂的光只有在进展到某个程度时，才会有重要的影响，其特性与性质才会变得明显。换句话说，当这一切清楚浮现时，人才会真正成为一个门徒，秘传学上的主宰星才会开始影响他的星相。

对于一个平常人，以及对于一个刚要开始有意识地、积极地走上修习之道的人，需要尝试去研究性格、有形物质的特性、情绪的性质、心智的类型、周遭环境的性质，进而找到人格的光。根据采用的星相类型，可用显效的主宰星、正统派的主宰星或能量学的主宰星来建立一个星相，并研究它们在星座及宫位的影响。

同样是根据爱丽斯·贝利的著作，我们现以一个简易的方式来看，一个人是如何根据他的演化程度来反应黄道十二宫对他的影响：

星座	未演化的人	已演化的人	门徒与修士
牧羊座	盲目而未经指导的经验。 本能反应	经人格引导而做出的努力。 欲望	对宇宙层次的认识。 配合宇宙层次
金牛座	自私的欲望。 地球的光	灵感。 爱的光	被照亮的生命。 生命的光
双子座	关系的改变："我为自己而服务"	方向： "我为我的弟兄而服务"	正确的关系： "我为统一体而服务"
巨蟹座	盲目之人已迷失方向。 总体	人开始领悟到周遭的一切。 宫位	一切都被看待成"一"。 人类
狮子座	下层的我。 隐藏点	上层的他。 启示点	独一的他。 放弃点
处女座	萌芽中的能量。 母亲	创造力。 守护者	基督的行动。 光
天秤座	如火焰般无法掌控的热情。 人类的爱	对立性开始演化。 虔诚与灵感	达到平衡。 神性的爱。 光
天蝎座	自私主义中的单一体。 恶魔	与二元性的冲突。 斗士	上层的单一体。 门徒
射手座	专注于自己。 实验性方法	专注于目的。 引导性方法	人类的指导者。 大门的守护者
摩羯座	灵魂被束缚在地球上	穿越各水者。 流体	死亡的征服者。 修士
水瓶座	属于人类的所有事物。 自己的重担	接受灵魂。 人类的重担	全人类的侍从。 世界的重担
双鱼座	敏感性与对环境的回应。 灵通者	对灵魂的敏感性。 中间调和者	灵性的责任。 解救者

三个十字形

我们还记得,黄道十二宫是根据不同的系统组合而成。第一个是以西方的元素属性来排列,这些元素分别为火、土、风与水,因此形成四组,每组有三个星座,呈三角形。

第二个系统是根据所谓的本位星座、固定星座与变动星座,将每四个星座排成一组。

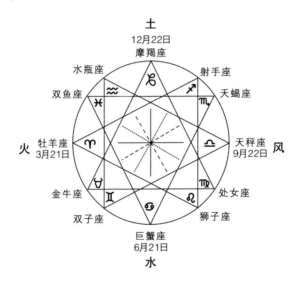

- 四个基点方向当然与对应二分点及二至点的星座相连。这些星座分别是牧羊座、巨蟹座、天秤座、摩羯座,它们形成基点十字,也就是在这个十字上会产生启蒙的变化。
- 接续的四个星座有金牛座、狮子座、天蝎座、水瓶座。它们形成固定十字,也就是在这个十字上会产生重新定位的变化。
- 最后四个星座有双子座、处女座、射手座、双鱼座,以变动十字的方式组成,也就是在这个十字上会发展出化身的变化。

在连续不断的化身过程中、从一个星座到另一个星座的进展，其中不见得是有秩序性的连贯。我们只能说，所有的灵魂都是经由巨蟹座开始化身。人类最早一次的化身总是发生在这个星座里，它是"必须历经死亡而进入生命的大门"[1]。而摩羯座则被视为"不经死亡而进入生命的大门"[20]。

随着时光的流转，人进出于所有的星座。当下时刻的太阳星座由正在整合、或已整合的人格之光的性质来决定，而每次化身的光都有所不同。人在这些星座里学习必要的课程、整合他的人格、开始感受到影响着他的灵魂，并因此而发现他的根本二元性。

当他在门徒与修士的道路上时，他开始受到灵魂的影响。在最后的几个阶段期间，他会受到十二个化身的影响，而每个化身都已经历过十二星座之一。在这些星座中，他必须在历经危机、化身、重新定位、启蒙等重要时刻的同时，在三个十字各自的四条分支上考验自己。

于是，从一个程度到另一个程度，从一个阶段到另一个阶段，穿越了对应人格的十二宫位与十二星座，最后从对应灵魂的一个十字到另一个十字，人在来自光的力量与能量的无数结合而产生的影响下，为了灵性生命的发展而奋斗。这些光有来自于星体的、黄道的或宇宙的光。

- 星体生命里、一个自然界中、或一个人内在的变化，有着许多重要的阶段，而变动十字所形成的环境则是这些阶段的开始。水星在这部分扮演着一个决定性的角色。它是多变的经验、行动与反应的经验、因果主导的经验，以及对于造成意识觉醒、感受到大自然的种种影响而进行的响应。在变动十字里有物质性太阳及对人造成的各种影

---

[1]　Alice Bailey（爱丽斯·贝利）：如前述

响。它们会刺激身体的细胞，并维持着形体，同时通过木星来影响位于横隔膜之上的那些脉轮。

- 继变动十字引发了内在的变化后，固定十字会造成某些变化的重要时刻或时期。这些变化虽然无可避免，但同时也提供了一些明确的机会。土星在这个时期里极为重要，它是蜕变的选择。欲望变成了灵感，自私主义则变成了利他主义。在固定十字里有太阳的中心，它转变成主动性，并经由海王星将能量给予人类。这些能量会刺激并影响心轮、喉轮及额轮。

- 基点十字负责某些合成的重要时刻的来临，比如发生在变动十字中的变化结果，以及在固定十字中的危机结果。为了合成而负责汇聚能量的是木星。基点十字是超越性的十字：人格的生命、形体的生命与星体的生命不再掌控一切；人成了自由之人！这个十字关系到中央的灵性太阳。天王星成了分配者，而顶轮在修士的体内变成了方向与控制的来源中心。

变动十字、固定十字与基点十字各有四个能量在它们的中心点交会。这些能量对于涉及的个人具有联合性及决定性作用。三个十字的十二条线逐渐取代了十二宫的位置，并能根据黄道十二宫的原型来为修士建立灵魂的星位图，而星位图则含有人类的整个生成变化：

- 在牧羊座，是心智的开始，也包括了表现于形式的意志，以及外表生命的起始点。
- 在金牛座，经过指引的欲望产生了外在的形式。
- 在双子座，双重意识开始浮现，是身体—灵魂二元性的体现。
- 在巨蟹座，产生了肉体的化身过程。

- 在狮子座与处女座，开始了灵魂与身体的发展，是人—上帝的主观与客观意识的发展。
- 在天秤座，介于灵性之人与自私之人在某个时刻达到了一个平衡点；这个阶段是为了黄道之轮开始倒转的最后过程而做准备。
- 在天蝎座，开始有了门徒的资格。
- 在射手座，门徒开始掌控并引导生命。
- 在摩羯座，成为修士。
- 在水瓶座，开始服务。
- 在双鱼座，救世者的使命，以及最终的释放。

大熊星、昴星团、天狼星

上帝宝座前的七个神祇、七个星体的逻各斯，与七个神圣星体相连。他们代表大熊星的七个星星、古印度七个圣人（Rishi），同时也代表他们的另一个极性，即昴星团的七姐妹，象征着七个圣人的妻子。

大熊星的能量关系到我们太阳的逻各斯（Logos）的意志。同样地，在我们的地球上，大熊星的七重统一能量行经香巴拉（Shamballah）。香巴拉是意志的神性形态的星体中心，是得知神性旨意之处。七大圣灵的生命性质经由大熊星的七个星星而表现出来。他们是神性意志形式的代表，他们的标记影响着人类的意识，并根据对应光的颜色而展现出已演化的人的意志[1]：

- 第一道光，想要传授的意志产生了启蒙。
- 第二道光，想要统一的意志是造就视觉的原因、是看的能力。

---

[1] Alice Bailey（爱丽斯·贝利）：如前述

- 第三道光，想要演化的意志将感官的感觉转化成知识、将知识转化成智能、将智慧转化成全知。
- 第四道光，想要达到和谐的意志是光明的意志，是菩提及灵性直觉的基础。
- 第五道光，想要行动的意志是释放的宇宙种子，是毁灭的形式。
- 第六道光，想要造成的意志是创造性想象的来源、是建立一个思想形态的能力的来源，与创造的需求及模糊预感到的理想有关。
- 第七道光，想要表达的意志可被称为秩序与组织的本源。

天狼星的能量关系到爱—智慧的形式、太阳逻各斯的引力，以及大存在体的灵魂。该宇宙能量与神圣等级的星体中心相连。佛的智慧与基督的爱都来自这个中心。

来自昴星团七个星体的能量构成七个能量的一个组合，与太阳逻各斯的积极性智能有关。这些能量影响着外显世界的形态，并全集中到我们所称的"人类"的星体中心。此一中心负责实现神性的旨意。

大熊星、天狼星、昴星团等三个能量组别，构成了掌管人群的主导能量，方式如下：[21]

- 意志的第一道光，从大熊星出发、经狮子座和土星到达底轮，并影响着个人的意志……大熊星的这些力量经由香巴拉而灌入人群，使得平常人能克服感觉，并能辨识出模糊感受到的意象：从这一刻起，他知道了他存在的真正理由。
- 爱—智慧的第二道光，从昴星团出发，经双鱼座与天王星到达脐轮，并影响着个人的欲望。这些力量经由各灵体阶级灌入人群，使得个人能够将自己与人群隔开，不再回顾过去，而在他学习领悟这部分的道路上找出他的路。

- 积极性智能的第三道光，从昴星团出发，经摩羯座与水星到达喉轮，并影响着个人的创造力。昴星团的力量经由"人类"灌入人群中，使得平常人可以发现修习之道，并迫不及待走上学习去看的这条路。

然而，对于在回归路上的人而言，这三个主要的宇宙组别，会特别经由六个星座及作为它们能量传达者的三个星体来运作：[1]

- 第一道光及大熊星经由牧羊座、天秤座及太阳等产生影响。这些能量在门徒的生命中变得很强烈，使得他能够有意识而决意在启蒙的道路上运作。他不具形体地进入宇宙各界，因为牧羊座是一个初始的星座，可以让他这么做。由于有了天秤座的力量，他成功地达到一种平衡的状态，并得以真正超越对立二元性。
- 第二道光与天狼星经由巨蟹座、摩羯座及土星等产生影响。这些能量可让追随者走上净化、试修之路。
- 第三道光与昴星团经由双子座、射手座、水星等产生影响。这些能量可让试修的门徒来到被接受的门徒之道上。被接受的门徒变得更有直觉性，心中只挂念一个目的。同时，对立二元的性质对他而言，也越来越清晰。他可感受到被融入到昴星团的母亲形式，以及隐藏在人格形态中的子耶稣形式的母子关系。内在的灵性之人则与灵性主体（上帝统一体）开始了同化的过程。小我开始有意识地反应，到了上层的他反应则越来越频繁。

---

[1] Alice Bailey（爱丽斯·贝利）：如前述。

有关七大太阳系（包括我们的太阳系）的第二道光的能量，是由金牛座—天蝎座—火星等将能量传给我们。这些能量带来了共同的灵魂之光，以及一种磁性能量，与爱—智慧的第二道光相连。

总之，能量的影响须在巨蟹座—摩羯座—双子座—射手座—牧羊座—天秤座—金牛座—天蝎座等八个星座中寻找。它们与灵魂演化的关系较为密切：它们是基督的八个力量，并掌控生命的灵魂在所有形态里的发展。另外四个星座（狮子座—水瓶座—处女座—双鱼座）则属于自我意识与集体意识、基督意识与宇宙意识，因此关系到意识的表现形态。

我们同时要注意，刚刚提到与即将要提到的三元性，显示了我们实现的可能及机会。我们之前提到三个十字的四条线则显示了危机时刻的状态。

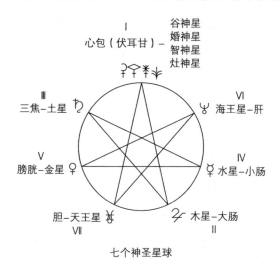

七个神圣星球

现在我们来看看七道光是如何自大熊星传给我们。大熊星的七位圣人（Rishis）经由七位星体的逻各斯而表现出来。

七位星体的逻各斯是七位圣人的代表，而且轮到逻各斯经由七个神圣星体、即它们的应身来显现：

只是，来自大熊星的七道光也同样经由三个黄道星座，以及它们的主宰星体传到我们的太阳系。这些主宰星体在一个星相图中的相位，显示了对应光的主要影响，无论它们位于哪个星座，重要的是因为它们在其宫位中。

光	星座	正统派的主宰星	能量学上的主宰星	秘传学上的主宰星	阶级制的主宰星
I. 意志或权力	牧羊 狮子 摩羯	火星 太阳 土星	火星 太阳 土星	水星 太阳 土星	天王星 太阳 金星
II. 爱—智慧	双子 处女 双鱼	水星 水星 木星	地球 水星 海王星	金星 月球 冥王星	地球 木星 冥王星
III. 活动—智能	巨蟹 天秤 摩羯	月球 金星 土星	月球 金星 土星	海王星 天王星 土星	海王星 土星 金星
IV. 因冲突而和谐	金牛 天蝎 射手	金星 火星 冥王星 木星	木星 冥王星 谷神星	谷神星 火星 地球	谷神星 水星 火星
V. 具体科学	狮子 射手 水瓶	太阳 木星 土星 天王星	太阳 谷神星 天王星	太阳 地球 木星	太阳 火星 月球
VI. 理想主义或虔信	处女 射手 双鱼	水星 木星 木星 海王星	水星 谷神星 海王星	月球 地球 冥王星	木星 火星 冥王星

第九章　秘传星相学

(续表)

光	星座	正统派的主宰星	能量学上的主宰星	秘传学上的主宰星	阶级制的主宰星
VII. 仪式性秩序	牧羊 巨蟹 摩羯	火星 月球 土星	火星 月球 土星	水星 海王星 土星	天王星 海王星 金星

七道光的七个能量三角，将它们的力量灌入构成三角的其中一个特别星座，因此该星座便成了主宰星座。[1]

- 第一道光经由牧羊座，是最初的能量来源，它开启了水瓶座的新纪元。
- 第二道光经由处女座，它引发了在人类心中的基督本源越来多越的活动。
- 第三道光经由巨蟹座，是移动的原因，以及转向自由、释放及光等团体趋势的原因。
- 第四道光经由天蝎座，考验着人类、世界上的门徒。
- 第五道光经由狮子座，引发个人主义及自我意识的成长，就星体比例而言，现居主导位置。
- 第六道光经由射手座，追随者的力量、朝向单一方向的集中力量来自它。
- 第七道光经由摩羯座，引导至启蒙境界，并超越物主义。

由于先前所述，这些光的活动图表如下，并以第一道光作为示范。图表上可看到主星座及秘传学的主宰星，同时也可看到相关各层的相对功能：[2]

---

[1] 表格上的粗体字星座。
[2] Alice Bailey（爱丽斯·贝利）：如前述。

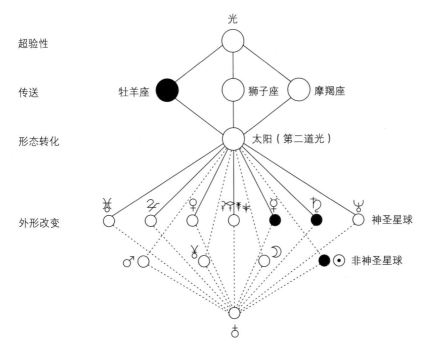

神圣星体与非神圣星体

我们已经提过,目前有七个神圣星体与五个非神圣星体。当灵性生命赋予一个星球生命,而这个星体接收到宇宙的五个主要启蒙时,便是神圣星体。当一个星体的逻各斯(Logos)没有这些启蒙,而这些启蒙被视为一个成长性的发展过程时,这个星体便是非神圣星体。

一个非神圣星体尤其会影响到物质、星光、心智等三界中的生命,而一个神圣星体则有助于灵魂与肉体、意识与形态的结合。一个神圣星体也会加速菩提的直觉发展及末那的灵性意志。

直到现今的周期中,太阳与月球(非神圣星体)才遮住某些神圣星体,它们是某些秘传学力量的公开象征。此乃因为目前绝大多数的人的内在机制(振动性的)尚未足够协调一致,以致无法接收直接来自火神星(小行星)、天王星或海王星的光。

由于这些光经由星体及其他方式传给我们，而脉轮是由一或多道光所掌控，因此星体会在脉轮的运作中产生影响。对于普通的人类而言，具主宰力的是显教的星体，亦即正统派或能量学上的主宰星，以它们自有的能量来主宰。在这些星体当中，非神圣星体具有决定性的影响。

门徒与修士属于先进的人类，他们受秘传学上的星体所掌管，即秘传学上的主宰星或阶级制的主宰星，并加上其所传达的光；在这些秘传学的星体中，七个神圣星体会逐渐掌控。

在显教的主宰星里，太阳星座作用于人格上；它显示了人格所具备的条件即人格的遗传，并总结过去的一切，因此构成了相关者的背景。

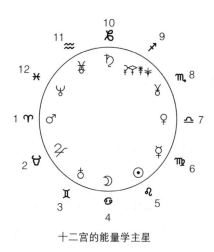

十二宫的能量学主星

在秘传学的主宰星里，上升星座指出灵魂的目的，并显示出朝向未来的道路及其机会。我们要记得月交点，龙头与龙尾也是同样的道理。

以太阳星座为基础的星相学，适用于平凡的人类，他们由显教的星球所掌管，并且活在十二宫的限制范围中。这些宫位与它们同质的星座有同样的主宰星：火星与牧羊座是第一宫的主宰星，木星与金牛座是第二宫的主宰星……太阳是狮子座与第五宫的主宰星……

具有秘传学的主宰星球、以上升星座为基础的星相学，会指示门徒的命运。慢慢地，当这十二条线经由秘传学的主宰星使其弯曲时，门徒会逐渐回应三个十字、共十二条线的影响。这些秘传学的主宰星以每三个为一组的方式来分配各道光的能量：

- 水星—太阳—土星分配意志的第一道光，它们是牧羊座、狮子座与摩羯座的秘传学主宰星
- 金星—月球—冥王星分配爱—智慧的第二道光，它们是双子座、处女座与双鱼座的秘传学主宰星[1]

我们同样要记得每道光对应各星球的影响，如我们之前所述。[2]

当显教的主宰星的太阳星座构成第一个星相，而秘传学主宰星的上升星座构成第二个星相时，此时将两个星相重迭，便可显示出门徒的问题。

太阳星座与上升星座乃由秘传学主宰星所掌管。它们可同时用于建立修士的星相；当太阳星座与上升星座彼此重迭时，将会显现在三界中的修士的外在生命及他心灵实现的内在生命。

每种不同的光的力量会介入每个变化中的人格，每道光居掌控的地位，并经由七个脉轮之一来传达它的力量。由于太阳星座在每次的化身中都有所不同，上升上星座也是同样的情形，因此在每次新的化身中会产生一个新的星体影响。以太体的脉轮因而会受到不同的刺激。

---

[1] 参阅前几页的相关对照表。
[2] 参阅前述章节。

在一个生命中，这些刺激可给脐轮带来活力，或将其能量导向上层的脉轮，即心轮。在另一个生命中，这些刺激可集中于喉轮，亦可间接地接触到生殖轮。在引力法则下亦可让力量提升到上层的创造中心。

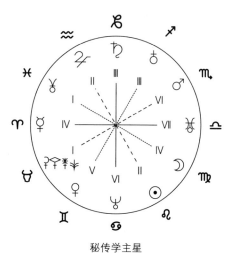

秘传学主星

三个星座的三个主宰星负责传达所有光的能量。星相的主导星也具同样的作用。

因此，这些脉轮受到某些主宰星及其光的影响；而光则陆续地将脉轮连到某些力量的大三角形上。后者是由三个主要的星座即哲学性的黄道星座所构成。它们会传达某一特定的光的能量。

总之，每个人配合了灵魂的本质，以及配合了他可表现于外的工具类型，其主要两道光（人格之光与灵魂之光）的作用会加上先前的整体影响。来自光的能量会以积极性次光的方式显现出来，而门徒的灵魂就在这道光之中。这道光本身经由三个星座及秘传学的主宰星来到人体中。就这样，人类的整个变化都在黄道十二宫之中……

人格的星相与灵魂的星相

最后，为了建立人格与灵魂的两种星相，必须根据各种情况来考虑下列因素：

人格的星相

- 太阳在各星座与各宫的位置：相位
- 位于太阳星座中的星球：位置与相位
- 太阳星座的显教主宰星：位置与相位
- 太阳所在宫位的显教主宰星：位置与相位
- 其他星球：位置与相位
- 与人格相关的大熊星、昴星团、天狼星的光
- 经由三个星座与其显教主宰星而连结到人格的光。

灵魂的星相

- 上升：星座的度数与相位
- 停驻于上升星座的星球：位置与相位
- 上升星座的秘传学主宰星：位置与相位
- 龙的轴线：北月交点与南月交点的位置与相位
- 其他星球：位置与相位
- 三个十字：相关的轴线与分支
- 与灵魂相连的大熊星、昴星团、天狼星及七大太阳系的光
- 经由三个星座及其秘传学主宰星而与灵魂连结的光

诠释

对星座影响的回应

- 人格的星相
  - 依黄道及显教的主宰星、太阳与星球在星座与宫位中的位置而定，同时要考虑到正统派与能量学上的数据
  - 十二宫
  - 与人格有关的光
- 灵魂的星相
  - 依黄道与秘传学主宰星、在星座中的位置及上升点相位、星球与发光体的相位，以及北月交点（龙头）的相位而定，并要考虑到它们各别的光
  - 三个十字：基点十字、固定十字与变动十字
  - 大熊星、昴星团、天狼星及七个太阳系的光
  - 与灵魂相关的各种光

第十章　能量病理学与秘传病理学

内伤与外邪

中医认为，气或能量是人体功能运转的动力，而气具有两面性，因为气由两个对立而又互补的阴阳组成。

气有多种形式，有无所不在、无时不有的元气，也有谷气、清气和精气。这四气经三焦转化为营气和卫气，由奇经八脉以血和气（即阴能量和阳能量）的形式分配给五脏六腑和经络使用，以确保人体运转、调节人体功能，并适应所处环境的变化。

我们也提过病症基本上有两种类型，一种是因阳过盛或阴不足而造成的阳症，另一种是因阴过盛或阳不足而造成的阴症[1]。若不做这种区分，任何诊断和治疗都不会准确。

只要各调节系统处于正常的运作状态，并接收适合它们的物质，气自然就谐调顺畅，而气的质与量可确保身体的健康。从新陈代谢中特别可看出气的谐和与否。换句话说，从人体的化学与生物转换自动调节情形，可看出气是否协调。

相对地，若人的身体或精神能量供给处于一种不平衡的状态，或是极度

---

[1] 参阅第四章《中国科学：宇宙中与人体内的能量》。

疲劳，则会对元气产生不良的影响，从而使神经内分泌系统功能不良，而该系统对人体功能具有整体的调节作用，结果便会造成功能性的疾病。若未给予有效的治疗，则会逐渐形成器质性失调。当"内伤"出现后，人体内会随之发生一些病理变化，对外界温度、湿度或气压可能变得较为敏感。

传统中医将疾病（排除意外、外伤或中毒）分为两大类，即内伤与外邪。

内伤涉及人体的几个主要功能系统，我们将它们称之为运动、循环、神经、呼吸及骨骼等系统。它们与生物、糖原—葡萄糖、镁—铁、钠—钾、氧气—二氧化碳和磷—钙等循环息息相关。我们还记得中医将其分为"筋、血、肉、皮、骨"，分别对应肝、心、脾、肺、肾及相应的腑，即胆、小肠、胃、大肠和膀胱。

在最初的阶段里，食物和过度疲劳会先伤到脾胃，这些脏器是中焦消化功能的器官（中土），也是制造神经递质的器官。后者是钠和钾离子通过细胞膜进行交换的一种钠泵系统。

食物的过量或不足、乃至性质都可能有害；食物过寒、过湿、过热或过燥会损伤到脾。过度疲劳或缺乏适度的运动也会损害脾。

其他脏器和其功能都可能因为脾而受到影响：身体或精神上的粮食、情感的反应会因不同的程度、性质或味道而对人体造成损害：

- 食物过酸或愤怒，会损伤肝和胆，五行属木
- 食物过苦或过于高兴，会损害心和小肠，五行属火
- 食物过甜或焦虑、担忧，会损伤脾和胃，五行属土
- 食物过辛或悲伤，会损伤肺和大肠，五行属金
- 食物过咸或惊恐，会损伤肾和膀胱，五行属水

我们举个与五行有关的简单例子，咖啡（苦味）根据各人体质所产生

的影响。

许多人早上要喝一杯咖啡来帮助排便。道理何在？此乃因为苦克肺（五行相克的循环），肺一方面将能量传给大肠（相表里的腑：帮助排便），另一方面将能量传给肾（五行相生的循环）及膀胱（帮助排尿）。

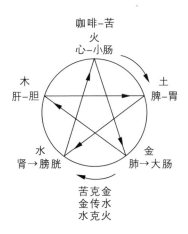

有些人只喝了一杯咖啡后，就感觉心跳加速，而另一些人喝十杯也不会感到不舒服，甚至需要咖啡来帮助睡眠。为什么？这也是因为咖啡的苦味发生作用：正如之前所提到的，苦克肺，因此使肾的能量增加。此时，肾变得比较强势，会反过来克心（五行相克的循环），接着心会将能量传给小肠（相表里的腑）和脾（五行相生的循环），最后会产生下列两种结果：

- 若心本来的能量是正常的，喝了咖啡后，心的能量就会减少而使心脏的生理运作加快（结构和生理与能量状况相反），便会引起心跳加速：过苦伤心。
- 若心本来的能量有余，喝了咖啡后，心的能量就会减少而恢复至正常水平，进而使心在最佳状态下运作，因此有助于睡眠：所以咖啡的苦味便成为一种有效的治疗方法。

同时，我们看到脏或腑的功能运作与能量状态正好相反：

- 脏（阴）输送血液的生理功能随着阴性能量的减少（心动过速）或增加（心动过缓）而加快或减慢。
- 腑（阳）储存水谷的生理功能随着阳性能量的减少（蠕动减慢）或增加（蠕动加快）而增加或减少。但要注意：能量过多会造成肠痉挛，并伴随疼痛的便秘。

疲劳也会像饮食一样损伤到脏腑：

- 行走过久会损伤筋与肌：劳肝。
- 观察、集中精神、冥想过久会损伤血：劳心。
- 坐姿过久会损伤肉、结缔组织和关节：劳脾。
- 躺卧或弯腰过久（如种稻）会损伤皮：劳肺。
- 站立不动过久会损伤骨：劳肾[1]。房劳过度也会损伤该功能。

于是，内伤破坏了五行间的平衡。西泽道允（Michi Mesa Nishizawa）[2]在其中医学著作中提到："由于平衡被破坏，身体一些部位的能量减少，以致抵抗力随之降低。因此，这些部位容易受到外邪的影响。"他接着提到："换句话说，没有内伤，外邪就不会侵入人体，也就不会生病。因此，预防措施包括了不要引发内伤。"现在我们已经明白哪些因素会引发内伤！

外邪以温度、湿度或气压的大气变化形式随着内伤一同出现。通常这

---

[1] 哨兵因站立过久没有活动而引发直立性蛋白尿，就是一个典型的例子。
[2] Michi Mesa Nishizawa（西泽道允）：*Traité général de medicine chinoise*（《中医学概论》）。

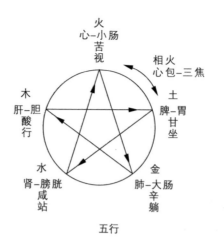

五行

些因素通过体温、皮肤湿度和血压等调节而得以取得平衡。一旦平衡机制因内伤的缘故而无法达到时,便会出现问题。在这种情况下,由四时之气(寒、湿、风、暑等)引起的邪气会产生具体的病症。若为外邪的情况,我们就需要探讨邪气入侵人体的途径。

我们还记得十二经脉形同内部功能在表层的天线。当我们运气试图修复内伤时,外围经脉系统循环会跟着损耗或衰弱。该系统与受侵袭的功能及脏腑有直接关联。我们需了解性质与功能两大方面,才能明白各经脉的角色,以及是否具有适应外在影响的能力。

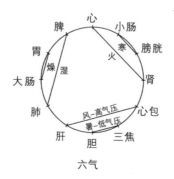

六气

就性质而言，六组正经分布于手部和足部，对应具体的防线及大气变化的适应机制：

- 膀胱经和小肠经组成太阳经，可适应"寒"。
- 心经和肾经组成少阴经，可适应"火"。
- 三焦经和胆经组成少阳经，可适应"暑"。
- 心包经和肝经组成阳明经，可适应"风"。
- 大肠经和胃经组成阳明经，可适应"燥"。
- 肺经和脾经组成太阴经，可适应"湿"。

当然，如果其中一组经脉的能量流失，外界致病之气就会成为外邪而侵犯人体，进而引起特定的病症：病人会说他感冒了，或者感觉即将下雨等。

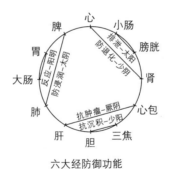

六大经防御功能

这六大正经同时也负责一系列互相补助的功能，而这些功能会排除一切阻碍人体正常运作的可能，并阻止邪气的驻留。贾克·马丁—哈慈(Jacques Martin-Hartz)认为可用"太阳、阳明、少阳、太阴、少阴、厥阴"为这六个功能下定义，以及当这些功能被打破时所对应的疾病六大阶段。他对张仲景写于公元二世纪的《伤寒论》进行了研究，并从这部著作的角度来说明这些功能所扮演的角色[1]。他将疾病的六大阶段与德国巴登—巴登的若克威克（Reckeweg）博士的"同类毒学"（Homotoxinlehre）建立了一个对应关系。

- 太阳经对应排泄功能
- 阳明经对应反应功能
- 少阳经对应抗沉积功能
- 太阴经对应防浸润功能
- 少阴经对应防退化功能
- 厥阴经对应抗肿瘤功能

当这些功能因能量的紊乱[2]而无法达到它们的作用时，就会出现下列各病症阶段：

- 病症的第一阶段，即排泄阶段，关系到小肠经和膀胱经。疾病因寒（膀胱）与火（小肠）之间失衡而自阳中滋生。这个阶段在小肠方面关系到吸收营养及滋养身体的功能；在膀胱方面，关系到液体的排出如尿液及汗水，因此皮肤就如同调节器官。该阶段特别会出现排汗及腹泻症状。
- 病症的第二阶段，即反应阶段，关系到大肠经及胃经。疾病转变成表层的半慢性状态。燥（大肠）与湿（胃）之间有一个相关的平衡

---

[1] Jacques Martin-Hartz（贾克·马丁—哈慈）与 Jacques Pialoux（仁表）合著：*Le Dragon de Jade-Atlas d'Acupuncture*（《玉龙针灸集》）。

[2] 这种能量的紊乱通常关系到阳经（腑的天线）的能量不足，阴经（脏的天线）的能量过剩。

关系。第一阶段的排泄功能自动被必要的发炎阶段所取代，以引发排泄；若失去这个反应，就不会有排除功能。此一阶段会出现典型的肠胃炎，也会有疝病的现象。

- 病症的第三阶段，即沉积阶段，关系到三焦经和胆经。热暑（三焦）与气压即风（胆）开始造成影响。经过了上一个反应阶段，若能量尚不足以排除毒素，毒素便会沉积，并开始伤及器官。这时会出现偏头痛、各种不同的结石，如唾腺结石、肾结石、胆结石等，以及良性肿瘤。

前面这三个阶段都属于阳性的阶段，具有表层的特性，因此较容易扭转情势。

- 病症的第四个阶段，即浸润阶段，关系到肺经与脾经。此时情况已经变得较为严重，因为已从腑的天线（阳经），转进脏的天线（阴经）。这里有湿（脾）与燥（肺）的平衡关系。毒素一旦累积而伤及肺部时，就会出现肺结核的阶段，或是腺体系统受到影响。炎症、偏头痛、气喘、湿疹、风湿等都属于该阶段的病症。

- 病症的第五个阶段，即退化阶段，关系到心经与肾经。火（心）与寒（肾）互相对抗。此一退化阶段显示有两个器官受到损伤，即"心—肾"退化。这时会出现糖尿病、心血管疾病、高血压或低血压等问题。

- 病症的第六个阶段，即肿瘤阶段，关系到心包经与肝经。热—暑对心包产生致命的一击，风—大气压则是损及肝。此时病症已来到最深层，因为心脏经由肝和心包而受到损害。这个阶段会出现肿瘤、恶性肿瘤等。

所以，无论是食物或是疲劳，只要是质或量太过或不及，就会造成内伤；一旦产生内伤，外邪便得以按六个阶段的变化趁虚而入。接着又轮到疾病的六个阶段从功能性到病变性而造成内伤。这说明了饮食与疲劳能够改变体质，换句话说，会干扰到特别是生物电子参数与内部功能之间的关系，例如 pH 值（酸碱值），rH2（氧化还原），以及 Rho（分子浓度或电阻率）[1]，从而形成了内伤。人体对于气温、湿度、气压等大气变化因而变得较为敏感，也就是说，对于寒、或湿、或风造成的风湿，以及可造成病情的某些病原菌、病毒、细菌、杆菌等特别敏感，这就是外邪。

最后要说明的是，太阳、少阳和太阴等正经透过奇经八脉的控穴，分别控制督脉与阳跷脉、阳维脉与带脉、任脉与冲脉，因而拥有一个双重的防线。少阴经和厥阴经则只拥有一道防线，同样透过肾经和心包经的控穴来控制奇经八脉中的阴跷脉和阴维脉。

心灵的演化与疾病

我们还记得，通过与七大意识载体相关的七大力量，人体内因而有了三大能量流。这三大能量流与意志、爱—智慧及智慧性活动等三个神性面有关。但是个体的心灵面，以及形成个性的情感与心理本能，两者之间的渐臻和谐并不容易达到。对于人，需要达到下层的本性解放，才能够学会如何追随圣灵。为此，一个人的灵魂必需能够自由表达。在达到这个境界之前，每个人的生命中都会有情感上的强烈反应、冲突、斗争、摩擦、抗拒，以及血腥的交战，结果造成了疾病。许多腰痛及坐骨神经痛正是极端愤怒所产生的后果；同样地，不少痤疮粉刺因委屈感而冒出。

---

[1] 参阅第五章《西方科学》中的"体质与生物电子学"。

当然，在思想与疾病的关系中，最主要的因素是个人的演化与连带的伦理和道德：食人肉者根据仪式而开心地吃掉邻居，且认为理应如此。对他而言，此乃属于有道德的行为！只要他老老实实地去吃人肉，这么做会为他带来力量、健康、快乐与活力。可是如果有一天他得知，尤其是他意识到不该去吃掉另外一个他，也就是他的邻居，但却因为他的贪吃而继续我行我素，这时介于他知道应该做的，以及他想做并继续做的情绪之间，便会产生内在的冲突，疾病也随之而来。因此，疾病是与一个人想实现他的理想，或说是让灵魂表达时所遇到的困难有关。

根本上，所有的疾病似乎都起因于对灵魂能量的一种抑制而造成的结果。在这种情况下，生命或圣灵以及形体或身体便无法自由地相连，和谐便无法主导一切。

对灵魂生命的抑制，是疾病的肇因

疼痛、充血、失去活力、身体障碍、极度刺激之所以会发生，是因为灵魂的能量未能自由地循环。

我们不能忽略每个人在特定的一段时间里，是他个人演化的表现：他建立自我。接着，根据他的遗传而参与了整个人类的生活！最后，因为他生活在地球上，而地球是演化中一个伟大圣灵的表现载体，所以他参与地球的生活，与所有地球上的生命自然形式平等。因而，他也受制于星球的逻各斯，以及相对的缺陷。这些限制与缺陷可影响到他显现于外的形式，而我们都是这个形式的细胞之一。就这个角度而言，疾病的根源来自无论是个人或团体的过去。

然而，我们要考虑到若干心理因素，因为当人开始思想时，一切便从此展开！某些原因来自以太体，而这些原因关连到自然的本能和脉轮（或能量中心）的功能失调，特别是当他最原始的本能受到抑制或爆发时。接着有来自星光体的情感本质等原因；也有因心智作用而导致的错误思想；最后，还有因特殊的精神疾病和错乱而导致的原因。这些精神疾病与错乱，主要是针对在精神意识演化的道路上前进的奥义者。

事实上，现今人类大多数的主要意识都集中于感情与情绪的领域里。对应感情与情绪的星光体是最强烈的意识载体，因此，在大部分的情况下，疾病便从星光体而来。由此可见，过于严格控制我们的基本情绪会导致胃与肝的紊乱，或某些类型的癌症。我们的憎恨以及我们深刻的厌恶、被欺骗的感觉，以及受到不平待遇的情绪，都会影响到我们的免疫防线：疖病和青春痘有时也源自其中。易怒的性格、恶劣的脾气、狂怒的反应，都会产生脑错乱或偏头痛，以及腰痛或坐骨神经痛。

无数的疾病来自因一个主要的欲望而自我控制，直到失控而爆发。也可因心理的控制，进而抑制欲望。外向与内向者因过度反应或抑制，会引发各自特有的疾病。这些不同的力量流经过特定的调节法则，会介入到七大脉轮，从而产生充血、失去活力、过度刺激等问题。

经过奇经八脉的中心，这些变化影响着对应的内分泌腺，而内分泌腺主要是负责生理的调节。不但如此，这些变化也影响着与内分泌系统相连的神经系统。除此之外，它们也影响着负责将激素输送到相关器官的血流。

所以，整个生理会因为某个本能的、情绪的，或心理的压力而成为疾病的温床。关于这点，汉姆医生（Dr.Hamer）在疾病的心理关系、疾病在脑部所处的位置，以及如何解决冲突并痊愈的方法上有卓越的研究成果，值得我们赞扬[1]。然而，若真是如此，那么灵性的热情应该要代替人性的热情！

---

[1] Dr.Ryke G·Hamer（汉姆医师）：*Fondement d'une Médecine Nouvelle*（《新医学的基础》）。

如此一来，我们便可找出最后一类的疾病原因，也就是走在心灵意识演化道路上的奥义者的相关疾病。

真、善、美，是奥义者的疾病来源

首先，当奥义者屈服于自我的思想形式时，便会束缚灵魂的自由生命：他的心理会在自我与灵魂之间树起一道障碍。这时会转到物质阶段，为期可能数秒、数年甚至一生：他的人格会试图去消除对灵魂的控制。

然后，当奥义者发现心理只是一个工具而非一个主人后，情势便会倒转。他成了灵魂能量巨大冲动下的牺牲者，此乃因为他的灵魂试图表达神性的真、善、美。因此，疾病就是这些遭人误解的性质的一种扭曲反映。当他因无法表达善的意志时，或无法到达一个充满了美的生命境界时，或为了表达出真相而无法活在他崇高的理想中时，灵魂与人格之间便会产生摩擦与紧张的关系。进一步而言，善、善的意志、良好的意志会通过顶轮与底轮而显现出来，特别是经由呼吸。善的失败活动可产生若干精神错乱或偏执等疾病，甚至有呼吸道的疾病，最后导致死亡。

美是正直的生活本质，正义的本质，经由心轮与脐轮而表现出来，尤其是经过血液的循环。如果无法达到所希望的生活本质，便会造成心血管疾病、若干神经性疾病、缺乏活力、衰老等。

真，即真理，通过额轮、喉轮、生殖轮和脾轮而表现出来。"真"特别关系到吸收与排泄器管。我们理想中的真理万一无法表达时，便会出现脾、肠、生殖器等器官的相关疾病，也会出现某些风湿病，例如风湿性多关节炎。

一个具有良好意图的意志，以及一个具良好动机的意志应该与灵魂一致，而并非与内在的欲望一致；去理解决定生活本质的法则、去理解美、去理解吸收与排泄的正确方法，都会一步步地让疾病消失。

完美的平衡、补充观点、神性的理解

总之，需要放弃的是同化于形体的层面，并由同化于灵魂和形体制造者（灵性者，即唯一的真理）取而代之。我们终于可以理解，为何如此多的奥义者以及圣人在一生中承受疾病的折磨。对他们而言，疾病只是他们在自己身上不断进行内在蜕变的表征。他们发现为了成功地进行蜕变并达到"无害性"，需要具备三个基本条件：

- 首先需要达到安静与内在沉默、和谐的人格、"完美的平衡"。这代表心情的混乱、压力、需求、冲动、吸引力等各种情绪，应该已消除一大半，或正在消除中。
- 接着需要发挥超脱的本质与良好意志的本质，透过它们去体会我们的内在一体、我们的灵魂一体、我们的本能、我们的情绪、我们的心理，而这一切需要在一个有架构、已组成的人格上予以谐和化。这就是爱丽斯·贝利所称的"补充观点"。这种同化于灵魂的现象能将我们从心理造成的异端中释放出来，同时可让我们避开错觉与妄想。同化于灵魂为纯爱的冲动开辟了一个渠道。至于我们刚才提过的完美平衡，则已消除了可能阻挡渠道的一些情绪因素。
- 最后，也就是第三个条件，是坚定地维持我们思想朝向无限光明的方向，如此便可逐渐意识到我们的宇宙一体，并经过这种"神性的理解"，让我们同化于唯一的真相中。如此一来，我们便有能力将纯爱反射出来。当然，对于这种纯爱，我们至今与象背上的跳蚤没有两样，依然处于同一个阶段。那就是跳蚤虽然寄生于大象，但它却完全不认识大象！

内在的和谐、同化于灵魂、灵性的一体意识，这三个条件代表一种训练方法和自我纪律，进而让纯爱，也就是爱丽斯·贝利所称的"纯理"渐渐无阻地溢出，灵魂的能量才能更自由地流动：已无任何理由存在的疾病将会消失。当灵魂认为它已完成一生的使命，并有权休息一段时间，这时便是死亡的到来。

第十一章 治疗师与疗法

内在的演化：个体化—启蒙—视为一体

人在人类的演化过程里，发展中的人格意识为神性的第三个形式，即创造性的形式，相当于蜕变的第一个阶段，我们可称之为个体化阶段。

灵魂意识是神性的第二个形式，即爱的形式。它依靠前一个阶段而不断地成长。这个形式关联到"太阳天使"及蜕变的第二个阶段，称之为启蒙阶段。

最后出现的是上帝统一体的意识，为神性的第一个形式，即意志的意识。它在转形或视为一体的第三阶段里加入了生命的目的与上帝的旨意。

追随者及门徒的目的是，以人格的方式来展现爱与意志的二元性。之后，修士的目的是以爱和运用智能来展现神性的意志。

个体化实际上是追随者灵魂最底层的集中结果，是创造性智能的结果，以便他能借助具形态的大自然、人格而表达出自我：太阳天使利用这个外壳而构成他的表象。个体借由各种感官的经验而变得有意识，并通过心智而表现出来。他听从于太阳天使，在最终的阶段里，将自我奉献给集体。

人在能量的渗入下形成灵魂的特质。启蒙因而是一种意识的扩张，亦即是爱与灵性意志的力量。为了让灵魂的能量能够渗入个体，在物质、星光与心智等三个载体呈和谐状态的同时（本能及情绪的集中与控制能力），人格必须被整合，这时需要能够达到意念层、对内在的自我足够敏感、具有一个强大的磁性力量，终归一句即是加上圣灵的无数的才华！

最后终于来到了认同于上帝统一体的最后一个统一阶段。

就这样，人历经了展开在他面前的不同路程，让他得以继续他的演化过程：

- 在他本身概括了雷姆利亚时代或童年时代的试修之路上，物质体之光应顺从于灵魂之光所散发的力量。这道光涌自于自我莲花最外一圈，即知识的花瓣。
- 在他本身概括了亚特兰提斯时代或青少年时代的门徒之路上，本身带着光的星光体应顺从灵魂之光的力量。这道光涌自于自我莲花的第二圈花瓣，即爱的花瓣。
- 在他本身概括了亚特兰提斯时代或成年时代的启蒙之路上，直到第三次启蒙，心智体之光应顺从灵魂之光的力量。这道光涌自于自我莲花的第三圈花瓣，即奉献或意志的花瓣。

经过了第三次启蒙，整体的人格（包括物质、星光、心智等三个形式）对纯电火或生命变得很敏感。纯电火通过自我莲花中心里封闭的花蕾而流出。从这里可看到认同的现象是这个过程的永恒因素。首先，对形态的认同对应的是灵魂的禁锢。接着，只有经由孤独、超脱、隔绝与净化才会产生形态的释放、对灵魂的认同，最后认同上帝统一体与至高无上的它。

人格的整合与一致性

在人格整合的过程中，人逐渐采用令他能达到前述无害的三个条件，分别是对完美平衡、对补充观点，以及对神性理解的追求。

与此同时，不同脉轮之间在人经常不自觉的情况下有精密的接触。这些脉轮是意识载体的依据点，特别是人格的三个主要中心会逐渐和谐地运作，并根据影响和能量传达的正常顺序而达到一致性[1]。这些能量在人格的三个主要中心之间流通，而且越来越有效率：脐轮对应星光体，生殖轮对应物质体，喉轮对应心智体。

同样地，经由各脉轮而被赋予生命力的内分泌腺体依序是：胰腺、生殖腺、甲状腺—副甲状腺组。

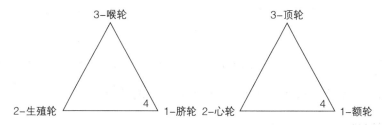

上层的额轮、心轮、顶轮等三个脉轮，是灵魂形式的三个固定点，分别对应上层的末那、菩提与阿特密。同样地，它们是根据影响和能量传达的正常顺序而彼此逐渐连结[2]：

再一次，经由各脉轮而被赋予生命力的内分泌腺体依序是：脑下垂体、胸腺、松果体。

痊愈的艺术

根据爱丽斯·贝利在《七道光专论》第四册"秘传学的痊愈法"里的十项痊愈法则及六条治疗规则[3]，人因此能逐渐有意识地达到痊愈的艺术。

为了能够真正了解这部著作的意义，让我们随着时光倒流，回到六十五年前，1930 年 5 月 10 日这一天，在慕尼黑有一场为卫礼贤（Richard

---

[1] 参阅第七章《炼金术重要使命的三阶段》。
[2] 参阅第七章《炼金术重要使命的三阶段》。
[3] 参阅附件：十项痊愈法则与六条治疗规则。

Wilhelm）举办的追思会。卡尔·古斯塔夫·荣格（Carl Gustav Jung）在这位杰出的《易经》翻译家的葬礼上发表了一篇追悼词，也就是在此时他第一次提到同步性的概念："《易经》这门科学告诉我们，它所依据的不是因果的根本，而是一个到目前为止尚未命名的根本。未命名是因为它并不存在于西方的观念里。我暂时将它取名为同步性的根本。"接着他继续说道："……确实，如果我们说时间纯綷是一个抽象的名词，倒不如说它是一个具体的连续一致的现象，它其中所包含的基本性质或条件，可以根据一个缺乏因果解释的平行论，在不同的地方却以一个相对同步的性质显现出来；同样的一些想法、象征或精神状态同时出现就是一个例子[1]。"

同时性：事件的同步发生

1949年荣格博士在他为《易经》英文版所提笔的序言里，再次提到这个概念："正如因果（科学的）所描述的所有事件前后顺序一样，就中国的思想而言，同时性所描述的是所有事件的同步发生。"[2]

因此，我们不禁想到，自古以来所有的治疗师的梦想是，如果无法治愈病人的疾病，至少能舒缓他们的痛苦。毫无疑问地，直觉可以补充思考的不足，而直觉与我们刚刚提到同时性的现象有关。关于星相学的诊断，荣格博士说道："所有在某一时刻被产生或创造的事物具有该时刻的性质。"[3]

但是，同时性这种现象可重复吗？如果有，如何重复？至少我们可以

---

[1] C·G·Jung（荣格）：A la Mémoire de Richard Wilhelm in "Commentaire sur le Mystère de la Fleur d'Or"（《纪念卫礼贤"金花的秘密评论"》）。

[2] C·G·Jung（荣格）：Préface à l'édition anglaise du Yi King (1949) in "Commentaire sur le Mystère de la Fleur d'Or"（《易经》1949年英文版序言，引自《"金花的秘密评论"》）。

[3] C·G·Jung（荣格）：A la Mémoire de Richard Wilhelm in "Commentaire sur le Mystère de la Fleur d'Or"（《纪念卫礼贤"金花的秘密评论"》）。

假设是有可能的。为了相信它的可能性，我们只需观察某些伟大的医生是如何治疗病人：他们无时无刻都有极为神奇的直觉。如何重复这种现象？这也是我们现在要试着去探讨的问题，同时提醒自己，无论治疗的方法为何，就算技巧各有不同，其根本的必要条件是同样不变的：

知识—了解—爱—消除痛苦

偶而我会想起，有一段时间我意识到，仅仅用我的双手便可以为朋友治疗他们的偏头痛。我之所以开始投入于解剖学、生理学、西方病理学，并配合运动疗法的研究，部分的原因正是因为我不希望盲目地为所欲为。在研究这些医学的同时，我也上波沙雷洛（Borsarello）博士的针灸课程。在此，我对他的杰出教学向他表示敬意。

的确，所谓的知识，首先是对传统解剖学与生理学，甚至传统能量学有深入的认识。也就是说，我们需要对可以称为健康状态（即肉体所构成的方式与正常运作的方式）有深入的知识。

但是，我当时认为这种知识还不足以了解事件的发生。因此当我在深入学习中国传统医学的能量学理论时，也进一步探讨有关印藏医学在灵性肉体的相关知识。

多年前，我接到母亲已昏迷多天的通知，而来到她枕边照顾她。主治大夫告诉我，她在世上只剩几个小时的时间。于是，我坐在她身边，自然而然地将我的手放在她的前额上很长一段时间。几分钟后，她从昏迷中醒过来，结果又与我们相处了几个月。当时，我并未意识到这个事件与我带有情感、慈悲、爱的动作有关。

直到多年后，当我阅读马克斯·韩德尔（Max Heindel）的 *Cosmogonie des Rose-Croix*（《玫瑰十字会起源说》）时，才想到那个动作可能与马克斯

·韩德尔所提到的治疗性磁力现象有关。而这种现象是否与同时性的概念有关？是否与某一刻产生的事物性质的关键时刻有关？于是，我何不试着将我的思想、我的灵魂与圣灵，与上帝合而为一，去找回这重要的一刻并重复这一刻？何不经由他而与其他合而为一，尤其是与我治疗中的病人合而为一？

从"无剑"的剑术到"无针"的针灸术

就算治疗师能意识到这些的微小一部分，接着他又该如何进行？他所能运用的有他的灵魂，即圣灵的力量，有带着整个爱的心，有他的头脑、即人格的所在，还有作为上述工具的双手，以致他能引导具治疗性的生命能量，即爱的能量。在能量中，他成了有意识的渠道。不过，为了让这个能量得以完整地表现出来，还需要学习不去使用意志，即不欲。治疗师不应勉强任何事物，不应强求治愈病人！应无害而不应妨碍，只需单纯地存在，并当作一个渠道，一个最单纯的管道，以便治疗性的生命能量，即爱的能量能够呈现，进而帮助病人恢复健康，或因他自己灵魂的意愿而离开人世。治愈疾病的人不是治疗师，而是病人本身，同时加上我们所拥有的一切治疗方法。

就这样！没有别的。但首先要对自身进行一个根本而庞大的工作，如同前述。接着是运用其他医疗或辅助医疗的治疗工作。因为，若治疗工作得以进行，此乃由于医生、护士、针灸师、整骨师、体疗师等每个人都拥有一种才能或内在的定位，而大家都能获得这种本能，并在其生命中的每一刻加以发挥并实现。

只是，具治疗性的生命能量到底代表什么？它是气？是光？还是能被控制、测量并可被视为一种目的的能量？

西泽医师（Michi Mesa Nishizawa）在他的《中医学概论》里说明了柳生（Yagyu）剑道中，真正的大师是"不带剑"的剑道家；他还说针灸也是同样的道理。针灸大师并不用实针，而是使用精神性的针来治疗。1948年4月18日乔治·苏利埃·德·莫朗（George Soulié de Morant）在他学生艾迪·凡·瑞吉克渥塞（Edith van rijckevorsel）的著作l'Acupuncture sans aiguilles ni moxas《无针无灸的针灸术》序言里，所提倡的也是同样的精神。这就是"能量引导艺术"，即治疗性的一种气功形式。

普拉纳是治疗性的生命能量，是爱的能量

于是，我再次埋首于中国思想中有关"气"的研究；接着又研究印藏传统思想中的生命能量普拉纳，它为我带来了一个最根本的答案：普拉纳是天的能量，是生命本身的能量，而这个生命是圣灵的生命。普拉纳因而是圣灵，基本上它是圣灵的气、是爱、是生命的赠予、是爱的能量。若生命存在于宇宙中、若宇宙本身持续存活下去，都是因为有了他。然而，我们处于一个有形的世界、一个二元性的世界，因此，若有一个天的能量、圣灵的能量普拉纳，那么地的能量、肉体的能量昆达里尼也相对存在。如果这个能量主要是形成物质的凝聚、集中和它的死亡，则普拉纳便是造成同一物质的活化、运作、演化与生命，这也是普拉纳——生命活力的命名由来。

然而，普拉纳有三种性质，每个性质是从一个不同的振动层而来。第一个性质最为稠密，几乎可以感觉得到。它存在于大气中，具有生命力粒子的形态。生命力粒子是由七种生命能量所构成，分别由七种振动或颜色而决定：紫、蓝、绿、黄、橙、红和粉红色。我们通过呼吸而吸入大量的生命力粒子，主要是脾轮确保接收大部分的粒子，并将它们带有普拉纳的分子分配到其他脉轮。脾轮位于左边第11根肋骨的尽头[1]。针灸里的"章门"这

---

[1] A.E.Powell（鲍威尔）：*Le double Ethérique*（《双以太》）

个穴位即位于同一区，但不可将两者混为一谈：它们位于不同的能量层，因此各自对应其所属的治疗技术。

普拉纳大部分的颜色会针对某个脉轮而有特定的反应，主要有：红色对应生殖轮、橙色对应底轮、黄色对应心轮、绿色对应脐轮、天蓝色对应喉轮、靛蓝对应额轮、紫色对应顶轮。此外，粉红色普拉纳对应的特别是神经系统，使其充满生命力。松树与桉树的树荫下亦存在其所散发的大量粉红色普拉纳。

某些孤独、脱离社会，但却是天才的研究学者所形容的负离子，与吠陀提到的粉红色普拉纳有近似之处，甚至相同。这种普拉纳经由皮肤排出体外，以形成周围的部分防护层，尤其是针对大气层的温度、湿度与气压的变化；普拉纳形成一种"健康的光晕"，正是人们所说的气色。

普拉纳的第二个性质包含了继续由脾轮来决定的第一个性质。当内在的、灵性的演化使得与灵魂建立起连续性的关系时，第二个性质便会经由心轮而渗入。此一普拉纳更为精致，它的灵性振动与诞生的利他思想接触时会变得更强，进而活化整个身体，同时也有具治疗性的磁力。

普拉纳的第三个性质最为极致，它包含了前两种由心轮与脾轮继续渗入的性质。当灵性演化达到其所需要完成三大阶段的第一阶段时，第三个性质便经由顶轮来决定；这就是第一个顶峰，是所谓的"传统"，亦即伟大炼金术的黑色使命！此时所有的脉轮全进入快速苏醒的道路中。最高的脉轮，即顶轮，便可接收与传送圣灵之光，此乃是灵性的普拉纳，能够逐渐照亮并激活接收它的人的各个不同层面。

灵魂、心、头脑与双手是治疗性能量的工具

这就是纯爱的能量流，也就是由各脉轮的各层次来决定的灵性普拉纳。治疗师能够开始利用他的灵魂、他的心、他的头脑与他的双手将爱的能量流传至病人身上。根据符合同时性原则的磁性现象，治疗师可为病人舒缓痛苦，并帮助他们痊愈。

为此，内在的工作是必要的，正如我们之前所述。不但如此，一个准确、安全、严格的技术也有其必要性。这种技术需要对以太体（能量体）及其运用有深入的了解。如果只灌入一个带有简单玄学意义的普通之爱，是不足以治愈病人的。同样地，如果只利用意志及力量性思想，也不足以治好病人。治疗的根本基础是心与对精准科学的掌握，即知识与慈悲的结合：

- 首先需要达到人格三面的和谐与一致性。此三面构成了直觉、情绪及心智的性质，换句话说，就是物质、星光与心智等意识。
- 接着需要将此一人格一体集中到他的依据点，即他的工具，也就是头脑，并任由灵魂来控制。
- 最后需要目视所要运用的爱的能量，并精准地引导它，以便帮助病人痊愈。

此时，治疗师的双手成了该整体所散布的能量传递工具。

治疗师与病人之间的连结乃根据一种精确的方式来建立。治疗真言（针灸师或药师佛真言）、痊愈的祈求、祈祷有何作用？正是为了让我们能够帮助其他人、其他受苦者，也是为生命及圣灵服务，为了让我们与从古至今的众针灸师形态—思想、集体心理相连；让我们与自古以来治疗圣师的本质相连；让我们与全世界所有服务者充满慈悲的心相连，特别是要让病人受惠，并获得珍贵的帮助。

就这样，治疗师、治疗师所属的团体、其所治疗的病人都经由充满光能量的三角力量而连结在一起。为了让能量得以自由地循环流动，需要三个固定点，而非两个！我们要通过这个充满了强烈之爱的能量的大三角形，来达到净化、恢复活力、痊愈的目的。它就如同生命的本质，可以取代污浊的能量和失去活力的物质。此时便不再有反常、停滞的能量，因为能量随着思想而流动……治疗师双手所引导与送出的爱、这个普拉纳—生命力，升华了每一个治疗行为，就连最微不足道的治疗也不例外，同时也将治疗行为带向完美的境界。

为了达到此一境界，我们要记得在痊愈的艺术中，德罗伊教与萨满教大师们对我们的教导。我们也要记得能量引导艺术的伟大传统对我们的教导。我们还要记得我们的祖先，维京人、日耳曼人、赛尔特人所留传给我们的知识。我们要记得倒吊的奥丁：

> 倒吊在狂风飘摇的树上，
> 连续九个满月夜
> 身受长矛刺伤
> 我被当作奥丁的祭品
> 自己献祭给自己[1]。

此乃人与圣灵合而为一，而非与物质合而为一；此乃与其他人、与每一个其他人、与另外一个我合而为一："自己献祭给自己"。奥丁倒转了他的视野，因而发现了天庭的卢恩文字，在重新找回的合一体中发现了纯爱：

> 自己献祭给自己……

---

[1] Régis Boyer（雷吉斯·鲍伊尔）与 Edith Lot-Falck（艾迪·洛-法克）著作：*Les Religions de l'Europe du Nord*（《北欧的宗教》）

第十二章　磁力作用与照射效力

灵疗的规则

"治疗师应试着将他的灵魂、他的心、他的头脑和他的双手合而为一。此乃为了让他能将具治疗性的生命力量投射到病人身上。这种磁力作用可以治好疾病，但运用不当也可造成病况恶化，一切要视治疗师的专业知识及才能而定。"

"治疗师应让他的灵魂、他的头脑、他的心和他的光晕所散发的能量共同合作。他的存在因而得以滋养病人灵魂的生命。这就是照射的效力。不一定需要双手。灵魂可以发挥它的力量。病人的灵魂经由他的光晕反应，来响应治疗师的光晕照射，此时的治疗师充满了灵性的能量。"[1]

这第一条治疗规则一开始便向我们说明灵性治疗师的两个技术，即磁力作用与照射效力[2]。

四十多年来，我因为采用了这两种技术，让我得以对爱丽斯·贝利的《七道光专论》有某种程度的了解，尤其是第四册《秘传学的痊愈法》(La Guérison Esotérique)。我在前面的章节中已陈述了对它的理解，再加上个人

---

[1] Alice Bailey（爱丽斯·贝利）：*La guérison Esotérique*（《秘传学的痊愈法》）
[2] 参阅附件：痊愈的十条法则与六条治疗规则。

日常的针灸经验，在后续几页中会再加以说明。但愿能够忠于西藏大师迪瓦尔·库尔（Djwal Khul）的思想。我只是将印藏传统思想、中国能量学与西方科学结合在一起，以便利用此一综合性观念，对疾病与病人能有更准确与真实的分析。

在我们前述的磁力治疗整体概念里[1]，我们看到治疗师或治疗师团体有双重做法，能展现出磁性引力。

首先，治疗师将可恢复和谐与健康的能量引导至病人的痊愈能量中心，即脉轮或针灸穴位：某一道特定光的能量性质（一至七）、阴或阳、或是木、火、土、金、水等属性。

接着，治疗师将产生疾病的力量，即邪恶的能量从病人的相关脉轮抽出，并引向他自己。当然，治疗师绝对要避免让这些能量入侵本身，否则他会有不期而来的不适症状。团体的工作与能量的自由循环流动能避免这些问题的产生。

关于这点，我记得之前有位学生正在学习磁性治疗。有一天她来上课时告诉我们，在几小时前，她治疗了一位对海参过敏而产生血管神经性水肿的朋友，接着她就患了严重的荨麻疹。她仅只是忘了在本身、团体与病人之间建立一个能量的循环，接着本身就患了她朋友的症状。

在照射的治疗法中，治疗师在自身累积其灵魂的力量，以便能够以持续放射性能量流的形式照射至病人身上。此一能量流被引向最接近疾病所在的脉轮。

在这两种技术里，为了更准确，我们应尽可能运用脉轮，也就是能量

---

[1] 参阅第十一章《治疗师与疗法》中的"痊愈的艺术"。

被奇经八脉所接收的脉轮。接着，根据《易经》的生成规则[1]，这些能量被分配到与疾病相关的针灸经脉与脏腑。此时内分泌腺在其各自的层次里分泌相关的激素[2]。

脉轮	奇经八脉	内分泌腺	《易经》序列	脏腑	经脉
顶轮	督脉	松果体	9		小肠
			10	心	
额轮	阳跷脉	脑下垂体	11	小肠	
			12	膀胱	膀胱
喉轮	阳维脉	甲状腺 副甲状腺	13		三焦—胆
			14	胃—三焦	
心轮	任脉	胸腺	7		肺
			8	肺—大肠	
脐轮	带脉	胰腺	15		肝
			16	胆—肝	
脾轮	冲脉	下丘脑	1		脾—心
			2		心包—胃
生殖轮	阴维脉	生殖腺	3	脾	
			4		肾
底轮	阴跷脉	肾上腺	5		大肠
			6	肾	

当然，这两种技术可与其他不同的治疗方法配合运用，例如经由放射来加强顺势疗法的处方效果。

---

[1] Jacques Pialoux（仁表）著作：Le Diamant Chauve PLUS ou la Tradition des Evidences（《光钻》增订版，又名：《显而易见的传统》）。
[2] 参阅附件。

现在让我们重新检视第一个规则的两段说明，以便了解其结果。

"治疗师应试着将他的灵魂、他的心、他的头脑和他的双手合而为一。这么做是为了让他能将具有治疗性的生命力量投射到病人身上。"这里所指的磁力技术属于最基础的技术，涉及的是稠密体的两种形式，一是头脑，二是双手。头脑是人格的力量集中点。至于心，指的当然是心轮。治疗师在内部三角，以及通过其双手的两道能量线的帮助下运作：

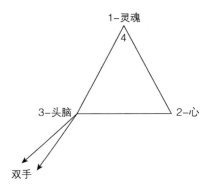

当内在的和谐与一致性的工作完成后，治疗师与其灵魂联合，将灵性的能量引向他的心轮，更精确的说法是引向心轮的根部。他从此处将能量传递到脑部，即其人格力量集中之处，以便灵魂的能量能够控制这些力量，并使用它们。

接着，他将额轮当成分配中心，同时运用双手将能量引向病患的病痛所在区域的脉轮。能量会从此一脉轮扩展至体内疾病的四周，或根据前述的中国能量学而扩展至相关的脏腑与经脉。

治疗师可依两种不同的技术来运用其双手，即手印法或双手导引法：

- 手印法用于当病痛所在纯粹为区域性时。这时将一只手放在控制病痛的头部或脊椎中心的根部，同时，另一只手放在腹部、胸部或头部的疾病区域正上方之处。治疗师能在其意识中清楚地维持灵魂—

心—头脑的三角状态多久,他的双手便维持该姿势多久。
- 双手导引法是指治疗师先做出疾病的准确诊断,接着在自己的身上,沿着脊椎或头部找出同病人相关脉轮的必要脉轮根部。接着治疗师使用目视法与双手建立一道能量的循环,也就是能量从治疗师本身的必要脉轮出发、经由病人控制病痛区的脉轮、来到病痛本身的区域,最后回到治疗师的必要脉轮中:

治疗师首先将他的右手停留在病痛区域或脏腑的上方一段时间,然后慢慢将手往自己方向收回,并立即用左手做同样的动作。使用双手时,要以正面思想的方式来进行。此时,我们必须忘记中国能量学里右手是阴、左手是阳的定律!如果其中一只手被视为负面,治疗师便可能吸入从病痛区域抽出的邪恶能量。

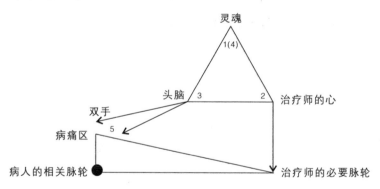

当治疗结束时,需封闭三角:来自头部、经由额轮、来到治疗师手中的能量被他的意志性动作带回到脉轮,并经由头部与心而导向灵魂。

痊愈的能量此时完全停止并改变方向,而不再供其使用。

- 透过手印法,普拉纳的能量流在安详而宁静的双手之间来回,通过病痛区域,将病因的力量烧尽与吸收,而不渗入治疗师的体内。

- 透过双手导引法，邪力经过双手及规律交替运作，以及因普拉纳能量的作用而被抽离。这些邪力虽经过双手，但不会集中于此，因为有普拉纳治疗性的能量在双手中大量累积。邪力因而重新循环，并回到宇宙的能量储存中，同时间恢复所失去的和谐。

"治疗师应让他的灵魂、他的头脑、他的心和他的光晕所散发的能量共同合作。他的存在因而得以滋养病人灵魂的生命。"我们可以看到，照射的技术与磁力作用相较，两个重点有所改变，一个是能量三角的建立顺序不同，另一个是与病人的接触更微妙却不进行触摸，因为它是透过光晕来进行。

于是，力量形成了一种持续的循环，从灵魂出发，最后回到灵魂。这个循环的作用是加强与刺激治疗师的三元性人格，并促进他的光晕散发。如此，治疗师所散发的治疗性放射光芒便能刺激病人人格的三个载体，而病人的灵魂在它必须完成工作的同时会受到支持。

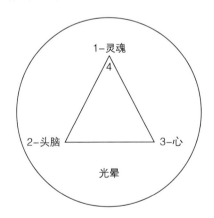

为了让放射发挥效果，病人必须与自己的灵魂建立起关系，至少须有一定程度的关系。治疗师知道他可以靠一个与灵魂接触的渠道，而引起灵魂的注意。他必需在自己的灵魂及病人的灵魂之间建立一个可靠的关系，而这个关系是通过两个灵魂的光晕来建立。治疗师需要维持这种关系，并在病人的灵魂进行工作时避免任何干扰，尤其此时因治疗师灵魂的影响，病人的灵魂变得积极有活力。

治疗的工作是通过病人的顶轮及心轮而开始进行，接着转向最接近病痛区域或控制该区域的脉轮。当治疗师在他必要脉轮（同病人的相关脉轮）里累积了他灵魂的力量时，额轮会被当成分配中心，并将放射性的持续能量流分配出去。

同样地，当治疗过程结束时，必须封闭三角关系。先前能量来自心，并经由治疗师的光晕、通过额轮而传出去，此时则借着治疗师的意志行为，能量被引回额轮，接着通过心与头脑而引向灵魂。痊愈的能量因而不再供其使用。

治疗的准备模式

不过，在正确执行这些不同的技术之前，治疗师的人格必须达到一个相当程度的整合，以便他的灵魂能运用他的人格。此外，治疗师为了让自己成为一个极为精准与有效的治疗工具，需做一些准备工作。在每个行为或每个治疗阶段前，治疗师需要运用若干内在的能量接合。因此，我们需要订定一个准备模式。

第一步骤，治疗师要有意识地让他的人格达到一致性，也就是让他自己的意识在最高层次里振动。为此，他一方面要连结以太体的各脉轮（脐轮、生殖轮、喉轮，此三者为星光、物质与心智等三种形式的依据点），另一方面要在稠密体内连结同功的内分泌腺[1]，其根据各能量的影响与传送正常顺

---

[1] 参阅第十一章《治疗师与疗法》中的"人格的整合与一致性"。

序来进行[1]。

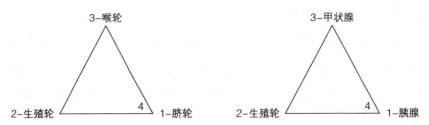

这种一致性主要是让星光、物质及心智的功能同步运作，以便让它们如单一体、一个整合的人格而同时反应。这时，治疗师的第二步骤是将脉轮与内分泌腺合成的单一体（人格的依据点）与他的心连结，并在脑部的前额区域集中他的能量，供其灵魂运用：

第三步骤主要是统一灵魂，也就是他一方面要连结以太体的各脉轮（额轮、心轮、顶轮，此三者为末那、菩提与阿特密等三种形式的依据点），另一方面要在稠密体内连结同构型的内分泌腺，其根据各能量的影响与传送正常顺序来进行[2]：

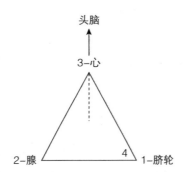

第四步骤，治疗师要建立让灵魂能控制人格的各个连结。这种控制（灵魂与人格的一致性）根据想采取的治疗法，而有两种建立的方式，

---

[1] 参阅第七章《炼金术重要使命的三阶段》。
[2] 参阅前两个脚注。

即磁力作用（灵魂—心—头脑—双手）与放射效力（灵魂—头脑—心—光晕）：

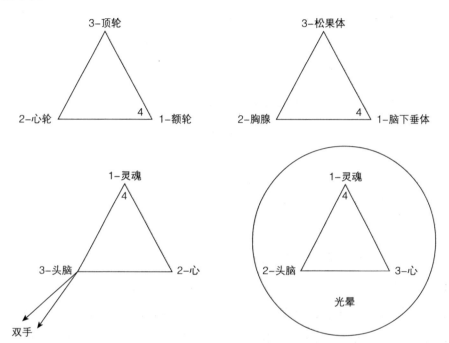

第五步骤，在头部三个脉轮（顶轮、额轮、枕骨轮）以及与它们同功的内分泌腺（松果体、脑下垂体与颈动脉体）的帮助下，将备置的能量集中于额轮内。

此时枕骨轮第一次以能量中心的性质出现，它的振动能建立起顶轮与额轮之间的强烈磁力区域：

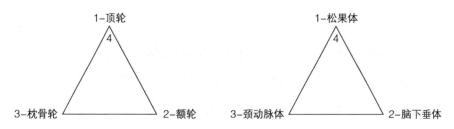

第十二章　磁力作用与照射效力

治疗师在他的脑海里将可用的爱的力量整个集中，并将自己视为一个能量四射的磁力中心，如同一个耀眼的光源。

第六步骤，为了确保方向的准确性，治疗师应在第三眼、右眼和左眼之间建立必要的连结。第三眼可看到香巴拉中心的神性计划，右眼与阶级里爱—智慧的形式有关，而左眼则与智能活动即经由人类实现计划的形式有关。此处涉及的是目视或创造性方向：

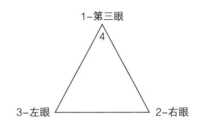

最后，治疗师在第七步骤里与香巴拉、各圣灵阶级与人类等三大宇宙中心合而为一。此时，治疗师开始接触这三个中心并能目视它们。香巴拉是能知道上帝旨意之处，圣灵阶级是爱与智慧的显现中心，而我们所属的人类则是智能活动的中心。灵性三位一体的三个宇宙形式由此结合为一。

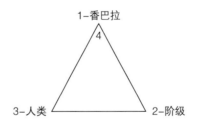

现在，治疗师只需在他自己、其所属的治疗师团体与病人之间建立起关系。他需要以一个意志行为将自己当成灵魂，并与其他团体成员的灵魂联合起来。接着，他要将自己与他们的思想联合起来，再与他们的情绪性质联合在一起。这时需要使用想象力，以求了解能量随着思想而运行，因此需要有正确的思想，才能建立这种连结。这时需要颂念集体性经文："以纯净的意愿并受到爱心的启发，我们奉献自己来完成这个痊愈的工作。我们的集体奉献是要献给我们要帮助他（她）痊愈的人。"[1]

与此同时，治疗师目视着连续进行的连结过程。他可以看到由活跃的光的本质所组成的各条线。这些线将他与团体的兄弟们（在他的内视中代表他们的光存在体）和病人联合在一起。他可看到从自身散发的这些线朝向团体的心轮及病人。不过他始终维持从他的额轮来进行工作。

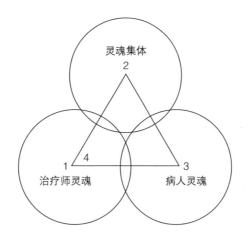

治疗程序的模式

此时，在短暂的时间里，治疗师利用一种思想，并把这个思想导向他帮助治疗的病人。他与病人在思想上合而为一，并集中自己的注意力，让病人在治疗师的意识中变成接近自己的一个实体。当诊断完成并决定了治疗的方法后，治疗师专注于他所要运用的力量，同时在他的记忆里删去他先

---

[1] Alice Bailey（爱丽斯·贝利）：*La guérison Esotérique*（《秘传学的痊愈法》）。

前置放的各元素，即各种三角和所有的连结。这些元素依然继续运作，直到他封闭这些三角为止。

他感到深刻的爱流到他体内；他散发着光亮的普拉纳本质，就像一道来自他额轮的四射光芒。最后，他可运用双手或经由光晕来引导这种本质。在运用这种光芒之前，治疗师低声念出："我亲爱的兄弟，让集中于团体中的单一灵魂之爱照亮在您身上，让他浸润在您身体的每一部分里，让他治愈，涂上色彩，驱散阻扰我们帮助您与恢复健康的一切障碍[1]。"根据情况，也可运用其他经文，如针灸师的真言或向药师佛念出的真言。

治疗师应小心不让权力的思想或意志进入治疗性的能量流中，只让大量的爱进入。他需要运用深刻而稳定的爱的感觉，同时也要利用创造性的目视与想象力。这么做能让思想与意志暂停作用。我们先前已看过，如何从神性理解的补充角度去寻求完美的平衡，而达到这种无害性[2]。

就纯粹技术上的角度而言，需要根据采用的治疗法而考虑三种状况：

经由手印法来进行的磁力作用

所运用的内在三角是依顺序将灵魂、心、头脑连在一起，并藉用双手进行：治疗师的一只手置于相关的脉轮根部上，另一只手在病痛区域或器官上。

经由双手引力法来进行的磁力作用

所运用的内在三角与前述相同。

---

[1] Alice Bailey（爱丽斯·贝利）：*La guérison Esotérique*（《秘传学的痊愈法》）。
[2] 参阅第十章《能量病理学与秘传病理学》。

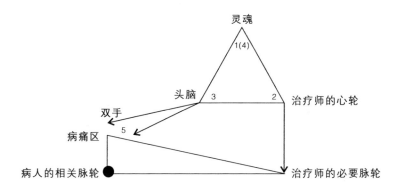

在他的心轮与必要脉轮（同病人的相关脉轮）之间建立了连结关系后，治疗师用想象力目视一道光亮的普拉纳能量循环。这个循环从必要脉轮开始，朝向病人的相关脉轮，通过病痛区域或器官，最后回到出发点。他的双手在病痛区域连续而安详地发挥作用，一如我们上述的方法。

经由光晕来进行的照射效力

所运用的内在三角是依顺序将灵魂、头脑、心连在一起，并借用光晕进行。与灵魂的接触点则位于顶轮中央的灵魂之眼。治疗师首先在他的心轮与必要脉轮之间建立一个连结，而在他的必要脉轮里已累积了灵性的能量。接着治疗师经由他充满灵性能量的光晕来利用他的想象力，首先目视他的顶轮与病人的顶轮（或心轮）的连结，也就是在他自己的灵魂与病人的灵魂之间的连结。

接着，治疗师先从他的必要脉轮里放射已累积的爱的能量。这个能量通过病人的相关脉轮，接着通过同构型内分泌腺，最后来到病痛区域，并清理与洗净其中的所有不洁物。

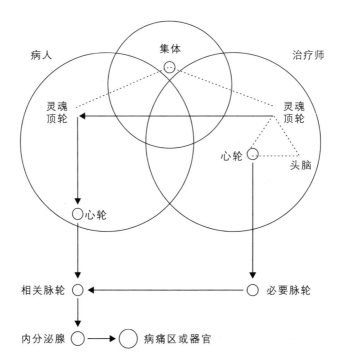

治疗师在本身必要脉轮与病人同一脉轮之间所建立的共振现象，带来了某一种运作的和谐性。接着，治疗师帮助病人灵魂的能量流导向病人的心轮（如此会产生更强的灵性活力），再从病人的心轮将能量流导向相关的脉轮，以便带给他灵性能量的整个愈合力量。最后，病人在自己灵魂的帮助下实现自我治愈，而治疗师只是帮助这个灵魂来实现。

灵魂是形态的内在治愈者

爱丽斯·贝利（Alice Bailey）所提到有关奥义者与信徒的痊愈法第四则里[1]，有这么一段话："被阻碍的灵魂寻找的是某种神性特质或内在灵性实

---

[1] Alice Bailey（爱丽斯·贝利）：*La guérison Esotérique*（《秘传学的痊愈法》）。

体的全然表现，因而在它的罩壳内引发了一个摩擦点[1]。"因此，是奥义者的灵魂造成摩擦、造成冲突、造成疾病。此乃因为人格对灵魂的影响所产生的强烈反应。

在这种情况下，治疗师帮助病人转移对自己的注视，帮助他不再与其人格化为一体，帮助他提升能量，并让能量重新找出方向，以使摩擦点（寻求表现的灵魂能量的冲击点）不再引起他的注意与反应。我们还记得，奥义者的摩擦点是真、善、美与人格力量之间的冲突来源，而这种冲突正是疾病的起因。实际上，灵魂是摩擦点的由来，而人格则是疾病的由来。

由此，治疗的方法第一步骤应面对人格。换句话说，治疗师应将弥漫于病痛区的人格反应性力量集中起来，再将它们传回摩擦点，即内分泌腺，最后传回控制该区域的脉轮里。此时，治疗师需将这些力量引向脉轮传送顺序中的上一层脉轮。这个轮脉会针对我们所知的蜕变现象而准备接受这些力量：从生殖轮到喉轮，从喉轮到额轮，从脐轮到心轮或从底轮到顶轮。

治疗的第二步骤关系到造成摩擦的灵魂力量。治疗师把所有在病痛区的灵性能量集中起来，并将它们传回摩擦点，即内分泌腺。接着，再传到控制该区的脉轮，也就是灵魂的能量通过而产生摩擦的脉轮。治疗师再从这个脉轮将灵性能量传回它的来源，即散发能量的三个主要脉轮之一（心轮、额轮或顶轮），这时能量会被留在该脉轮中。如果涉及的是心轮或额轮，治疗师也可把灵性能量转回顶轮本身。

在这两个步骤的治疗过程中，每个步骤一方面有能量集中的阶段，其经由磁力作用来完成，另一方面有能量重新集中的阶段，其经由放射作用来完成，而能量则是重新集中于移转顺序的上一个脉轮里，或是在其分配

---

[1] 参阅附件：痊愈的十条法则。

的脉轮里。在能量集中的过程中，也可能在上一层脉轮出现磁力作用，以便吸收下一层脉轮的能量。

之后，当病人的情况有所改善，或万一治疗失败时，需重新将先前被抽出的灵魂能量导向原先发生摩擦的脉轮与摩擦点中，因为需要让它完成它在此一化身中所订定的经验。

根据五行法则的脉轮治疗

在所有治疗开始之前，治疗师需确认治疗是否要采用一种抽出术，或能量刺激术。因此，需要检查相关的脉轮是否受到过度刺激。若确实受到过度刺激，则需将能量过剩的一部分抽出。否则，若处于失去活力的状态，便需增强其能量。

若是能量过剩，治疗师要刻意增强本身必要脉轮中累积的能量。如此一来，能量会变得极有磁性，进而在病人的脉轮里抽出过剩的能量。若是能量不足，治疗师依然从他的必要脉轮里，将本身灵魂能量的强烈光芒传射到病人的同一脉轮。如果治疗师无法肯定要治疗的脉轮能量属于过剩或不足时，只需简单地在其必要脉轮与病人的同一脉轮之间建立一种相互作用。这两个脉轮会以共振的方式发挥作用，就像两个音叉：第一个音叉将一个和谐的振动引到第二个音叉上，因而有助于后者进行和谐与正常的活动。

然而，传统中医提供了我们另一个精准且没有危险的方法，也就是在具有五个元素的能量系统里来治疗能量的过剩或不足。相生循环与相克循环，以及相关法则的实施，确实可为一个脉轮中过剩的能量准备一条出路，也可逐渐而无害地把过剩的能量带向活力不足的脉轮，或带向传送顺序中的上一层脉轮里。当我们要把一头猛狮引到屋外时，需要先把门打开，以避免它破坏屋内的东西！

我们还记得，根据每个人的不同演化程度，每五个为一组的脉轮运作也会有所改变。每个阶段会出现一个新的脉轮[1]。我们以目前大多数人类所进行的脉轮运作作为一个例子：

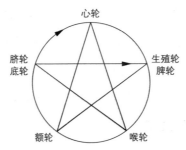

五个主要的脉轮：脐轮（包括底轮）、心轮、生殖轮（包括脾轮）、喉轮与额轮。

我们首先来复习几个定义。五角星的相克循环为：某一脉轮的能量对于下一个脉轮具有抑制作用，对于上一个脉轮则具有帮助作用。相生循环是某一脉轮的能量吸收圆周上的上一个脉轮的能量，并促进、生成下一个脉轮的能量。

一旦有了这个基础，便可根据下列方式来判断脉轮的能量过剩或不足，而决定采用的治疗法。

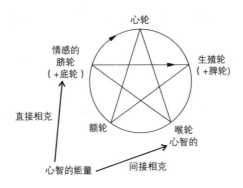

---

[1] 参阅第七章《炼金术重要使命的三阶段》中的"五个一组的脉轮运作"。

相克循环有直接或间接两种使用方法。若是直接，则是抑制能量的性质，同时维持它的能量多寡；若是间接，则是在抑制能量性质的同时，将能量传给上一层的脉轮。

例如，若将喉轮心智性质的能量流直接照射到病人的脐轮中（直接的相克循环）星光的能量在性质上便会受到抑制，但脐轮里就量而言维持不变。反之，若将心智的能量流照射到病人的喉轮中，脐轮的能量依然受到抑制（间接的相克循环），不但如此，在这种影响下，能量会根据相生的循环而被传到上一层的脉轮，也就是心轮。

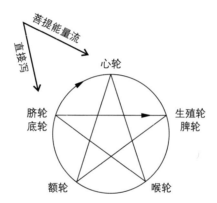

相生的循环同样也有直接或间接之分，一共有下列四种反应：

- 经由直接泻的方法可吸收过多的能量，并经由磁力作用将多余的能量向外排出。例如，如果将菩提能量流从心轮传到病人的脐轮中（直接泻），星光能量的过剩部分会经由外部的吸收而减少，就好像邪气借此而被排除。

- 经由直接补的方法可激活能量，同时从外部经放射效果而增加不足的能量。这种方法只能从同构型的脉轮来进行（此时不再是相生循环），或以顶轮、额轮和心轮等三个脉轮的灵魂能量来进行。例如，将额轮的末那能量流照射到病人的脐轮中（直接补），则会激活与增加星光的能量。

- 经由间接泻的方法可将多余的能量排除，并经磁力作用而传送到上一层脉轮。例如，若将心轮的菩提能量流传到病人的心轮中(间接泻)，则心轮会转化并吸收星光的能量，因为心轮是这个能量传送的上一层脉轮。

- 经由间接补的方法可通过放射作用，从上层来增强能量与增加不足的能量。例如，将额轮的末那能量流照射到病人的额轮中（间接补），星光的能量会在额轮中被激活与增强。

光疗程序的准备模式

对于人格已完全整合的治疗师，有一种看来更简单的治疗准备模式。这种模式涉及内在的性质，若没有这些性质，治疗师便不会有效率。以下概略介绍的内容还需要针对本身不断进行一项工作，那就是追求一种完美的平衡、补充完整的观念，以及神性理解，它们是关键点。同时必需深入研究爱丽斯·贝利（Alice Bailey）的《秘传学的治愈法》(la Guérison Esotérique)，尤其是第九章有关七种治愈法与相关的七道光。

准备模式的三阶段

- 在第一阶段里，治疗师要接触他的灵魂，以便成为传送灵性能量的完美工具。为此，他要在自己的灵魂与其灵魂之光的第二道次光之间建立起决定性与意识性的关系。接着，他需要决定利用其人格的何种载体，也就是物质体、星光体或心智体。因此，他需要考虑最适合进行的治疗工作，而他的光应该位于第二、第四、第六道光所在的同一条线上。最后，经由一种意志性的行为，他在其灵魂能量、他所确认的适当载体，以及以太体（心轮或脐轮）之间建立连结关系。一般而言，心轮较为适用。

- 在第二阶段里，治疗师要创造一个次要的三角关系，使他能够在物质层上工作。他首先要在接收中心（顶轮）集中他的注意力。接着，经由创造性的想象力量，在顶轮与额轮之间建立连结。他将能量维持在额轮里，因为额轮是他所集中能量的引导中心，或分配导向中心。最后，他也要尽可能在额轮里集中其以太的脉轮之一（最不具抗力的脉轮）的能量，也就是与他灵魂同一道光的以太脉轮。

- 在第三阶段里，治疗师经由刻意的行为，将上述两个三角关系连结在一起。然而"这是尚无法揭示的技术的一部分"[1]，虽然如此，每个人都可试着去了解与运用……但他必需有一定的资格！

当这些阶段都完成后，治疗师便可实现创造性的目视并与宇宙合而为一。通过团体，他将可以与病人连结。他可根据相关的光而同步通过磁力和放射作用来治疗病人，并让病人的灵魂自由地随着其意志而带来痊愈的结果，或是选择离开……

---

[1] Alice Bailey（爱丽斯·贝利）：*La guérison Esotérique*（《秘传学的痊愈法》）——第九章：七种治愈法——七道光的能量，第十二节。

参考文献

针 灸

- AUTEROCHE (B.) NAVAILH (P.)：*Le Diagnostic en Médecine Traditionnelle Chinoise*.Ed.Maloine，Paris.

- CHAMFRAULT (A.)：*Traité de Médecine chinoise*. Ed. Coquermart, Angoulême.

- CHEVALIER-SARLANDIERE：*Mémoires sur I'Electro-Puncture，Ie Moxa etl'Acupuncture*. Ed. La Source d'Or, 63-Marsat.

- DURON (A.), LAVILLE-Méry (Ch.), BORSARELLO (J.)：*Bioénergétique et Médecine chinoise*.Ed.Maisonneuve，Metz.

- DURON (A.)：*Essai sur l'utilisation pratique des points des cinq Elémentsd'après l'ouvrage du Maître HON MA SHIOHAKU-Communication au Congrèsdu Centre Homéopathique de France* (Mai 1961).

- FAUBERT (A.)：*Initiation à l'Acupuncture Traditionnlle*. Ed. Belfond, Paris. -*Traité didactique d'Acupuncture Traditionnelle*. Ed. Guy Tredaniel，Paris.

- HUCUET (C.)：*Acupuncture et Arts Martiaux*. Ed. Maisonneuve，Metz.

- HUSSON (A.)：*Huangdi Neijing Suwen* (《黄帝内经素问》).Associationscientifique des Médecins Acupuncteurs de France, Pris.

- KESPI (J.M.): *Acupuncture*. Ed.Maisonneuve, Metz LA FUYE (R.de): *Traité d'Acupuncture*. Ed. Le François, Paris.

- LI SHI ZHEN (李时珍): *Bencao Gangmu* (《本草纲目》)(*Compendium général de la matière médicale chinoise*). Traduction Jacques Martin-Hartz, non publié.-*Qijing Bamai Kao* (《奇经八脉考》)(*Etude sur les 8 vaisseaux extraordinaires des méridiens*), in Collectif: Les Méridiens extraordinaires Ed. Tredaniel, Paris.

- MARTIN-HARTZ (J.) et PIALOUX (J.): *Le Dragon de Jade, Atlas d'Acupuncture*. Ed. Fondation Cornelius Celsus, Erde (CH).

- MITCHI MESA NISHIZAWA: *Traité Général de Médecine chinoise*. Ed.Institut de la Médecine sinO-japonaise. Traduction André Duron. Non publié.

- MUSSAT (J.): *Les réseaux d'acupuncture*. Ed. Le François, Paris.-*LesMouvements d'Energie en Acupuncture*. Ed. Maisonneuve, Metz.

- NIBOYET (J.-E.-H.): *Traité d'acupuncture*. Ed. Maisonneuve, Metz.

- OHSAWA (G.): *l'Acupuncture et la Médecine d'Extrême-Orient*. Ed. Vrin, Paris.

- RIJCKEVORSEL (E. van): *L'Acupuncture sans aiguilles ni moxas* Ed. Vigot, Paris.

- ROUSTAN (C.): *Traité d'Acupuncture*. Ed. Masson, Paris.

- SHATZ (J.), LARRE (C.), ROCHAT DE LA VALLÉE (E.): *Aperçus de Médecine chinoise traditionnelle*. Ed. Maisonneuve, Metz. -*Les Séminaires de l'Ecole Européenne d'Acupuncture*. Ed. So Wen, Milano (Italie).

- SOULIE DE MORANT (G.): *L'Acupuncture chinoise*. Ed Maloine, Paris.

- YANAGIYA SOREI：*Somme d'Acupuncture et de Moxibustion*.Ed.Japonaise
- de Handa-Ya.Traduction André Duron.Non publié.
- YANGJIZHOU（杨继洲）：*Zhenjiu Dacheng*（《针灸大成》）（*Le Grand Compendium d'Acupuncture et de Moxibustion*），in traduction Collectif：Les Méridiens extraordinaires.Ed.Tredaniel，Paris.
- ZHANGZHONGJING（张仲景）：*ShanghanLun*（《伤寒论》），*traduction* Catherine Despeux.Ed.de la Tisserande-Paris.

西方炼金术

- AMBELAIN（R.）：*La Magie Sacrée ou Livre d'Abramelin*.Ed.Bussière，Paris. ENEL：La Trilogie de la Rota Ed.Dervy Livres，Paris.
- FLAMEL（N.）：*Les Figures Hiéroglyphiques.Le Sommaire Philosophique.Le Livre des Laveuses*.Le Bréviaire.Ed.Belfond，Paris.
- FULCANELLI：*Les Demeures Philosophales*.Ed.J.-J.Pauvert，Paris.
- *Le Mystère des cathédrales*.Ed.J.-J.Pauvert，Paris.
- KLOSSOWSKI DE ROLA（S.）：*Alchimie-Florilège de l'Art secret.* Ed.Seuil，Paris.
- PETROEUS（C.）：*Sylua Philosophorum*（*Manuscrit du 17e sièle*）. Bibliothèque de la Rijkuniversiteit，Leyde.
- PURCE（J.）：*La Spirale Mystique*. Ed.Chêne，Paris.
- WIRTH（O.）：*Le Tarotdes lmagiers du Moyen Age*. Ed.Tchou，Paris.
- WOSIEN（M.G.）：*La Danse Sacrée*.Ed.Seuil，Paris.

星相学

- ANDRIEU（I）：*Astrologie，Cié des Vies antérieures*.Ed.Dangles，St Jean de

Braye.

- BAILEY (A.): *Astrologie Esotérique*. Ed. Lucis, Genève.
- BILLON (J): *L'Univers des Astéroïdes*. Ed. St Michel, St Michel de Boulogne.
- BLOFELD (J): *Gateway to Wisdom*. Londres.
- HEINDEL (M.): *Astrologie Scientifique simplifiée*. Ed. Association Rosicrucienne, 13, rue Pascal, Paris 13e.-*Le Message does Astres*. Ed.Association Rosicrucienne, 13, rue Pascal, Paris 13e.
- KERMADEC (J.-M.de): *Les huit signes de votre destin*. Ed. L' Asiathèque, Paris. -Horoscope ChinOis. Ed.Encre, Paris.
- MARIE (E.): *Traité fondamental d'Astrologie Médicale*. Ed. A.D.S.S., Nancy.
- SURANY (C.B. de): *Manuel d'Astrologie Médicale*. Ed Cahiers Astrologiques).

顺势疗法与催化技术医学

- BARBANCEY (J.): *Pratique homéopathique en psycho-pathologie*. Ed Ediprim, Lyon.
- MENETRIER (J.): *Les Diathèses*. Ed. Le Françis, Paris. -*La Médecine des Foctions*. Ed. Le François, Paris.
- SCHMIDT (P.): *La Consultation Homéopathique*. L'Art d'interroger.Ed.Rapp, Genève
- SENN (D.): *La Balance Tropique. Evidences biologiques de la Médecine*.Ed. Fondation Cornelius Celsus, Erde (CH).

- VINCENT（L. C.）：Bio-Electronique, Revue anthropologique No 1. Librairie Jouve.Paris.

按摩—中国—日本—印度

- BORSARELLO (j.)：*Le Massage dans la Médecine chinoise.* Ed.Maisonneuve, Metz.
- GAURIER（T.）：*Kinésithérapie et tradition médicale chinoise.* Ed. Maisonneuve, Metz.
- LAVIER（J.A.）：*Le Micro-Massage chinois.* Ed. Maloine, Paris.
- -*Médecine chinoise, médecine totale.* Ed. Grasset, Paris.
- LEBOYER（F.）：*Shantala, Un Art traditionnel, le massang des enfanta.* Ed. du Seuil, Paris.
- NAMIKOSHI（T.）：*Shiatsu.* Méthode de Thérapeutique manuelle japonaise. Ed. Guy Le Prat, Paris.
- RISHI（J.B.）：*Do In. L'art du Massage.* Ed. Gentre européen de Yoga, 21, rue de Rome, Paris 8e.

素　食

- OHSAWA（G）：*Le Principe Unique de la Scienxe et de la Philosophie d'Extrême-Orient.* Ed.Vrin.lParis.
- *La Philosophie de la Médecine d'Extrême-Orient.* Ed. Vrin, Paris. -*L'EreAtonmique et la Phikosophie d'Extrême-Orient.* Ed. Vrin, Paris.
- *Le Zen macrobiotique.* Ed. Vrin, Paris.
- 4000 *ans d'histoire de la Chine.* Ed. Vrin, Paris.
- -*Le Livre de la Vie Macrobiotique.* Ed. Vrin, Paris.

- KUSHI（M.）：*Le Livre de la Macrobiotique.* Ed. Tredaniel，Paris.
- MURAMOT0（N.）：*Healing Ourselves.* Ed. Avon Books，New York.

中国思想

- BICHEN（Z.）（赵避尘）：*Traité d'Alchimie et de Physiologie taoïste.* Ed. Les Deux Océans，Paris.
- CHENG（F.）（程抱一）：*L'écriture poétique choise*（《中国诗歌文字》）. Ed. Seuil，Paris.
- CHOHAIN（J.）：*Introduction au Yi King.* Ed.du Rocher，Monaco.
- GRANET（M.）：*La Civilisation chinoise.* Ed. Albin Michel，Paris.
- *La Pensée chinoise.* Ed. Albin Michel，Paris.
- LAO TSEU（老子）：*Tao Te King*（《道德经》）.Ed. Médicis，Paris.
- LAVIER（J.-A.）：*Le Livre de la Terre et du Ciel. Les secrets du Yi King.* Ed.Tchou，Paris。
- LU TSOU（吕祖）：*Le Secret de la Fleur d'Or*（《太乙金华宗旨》）.Ed. Médicis, Paris.
- RAWSON（Ph.）：*Tao. La philOsophie chinoise du temps et du changement.* Ed.Seuil，Paris.
- SAUSSURE（L.de）：*Les Origines de l'Astronomie chinoise.* Ed.Maisonneuve-Frères，Paris.
- SCHLEGEL（G.）：*Uranographie chinoise.* Ed.So Wen，Milan.
- SCHÖNBERCER（M.）：*Verborgener Schlüssel zum Leben.* O.W. Barth Verlag,，Munich. -*YiKing et code génétique, une clé cachée de la vie.* Ed. Les 2 Océans, Paris.

- SUN TSE（孙子）：*Les treize articles*（《孙子兵法十三篇》）. Ed.L'Impense radical，Paris.
- WEI BO YANG（魏伯阳）：*Tcheou-yi San-t'ong-ki*（《周易参同契》）. *Tri ple concordance dans le livre des mutations des Tcheou.*
- WILHELM（R.）et PERROT（E）：*Yi King*（《易经》）.*Le Livre des Transformations.*Ed.Médicis，Paris.

印度思想

- AVALON（A.）：*La Puissance du Serpent.* Ed.Dervy-Livres，Paris.
- BAILEY（A.）：*Traité sur les 7 Rayons（5 vol）*. Ed.Lucis，Genève.-*La Guérison Esotérique.*Ed.Lucis，Genève. -Astrologie Esotérique-Traité sur le Feu Cosmique
- BLAVATSKY（H.）：*La Doctrine secrète.* Ed.Adyar，Paris.
- LEADBEATER（C.W.）：*Les Centres de Force dans l'Homme.*Ed.Adyar，Paris.
- POWELL（A.E.）：*Le Double Ethérique.*Ed.Adyar，Paris.
- RAWSON（Ph.）：Tantra.*Le Culte indien de l'extase.* Ed.Seuil，Paris.
- SHRI AUROBINDO：*La Vie Divine. Trois Upanishads.* Ed. Albin Michel，Paris.
- TCHAKMAKIAN（P.）：*Bhagavad Gita.*Ed.Club de la Presse，92120 Montrouge.

西方思想

- BOYER（R）et LOT-FALCK（E）：*Les Religions de l'Europe du Nord.* Ed. Fayard-Denoël，Paris.

- CARREL (A.): *L'Homme cet inconnu*. Ed.Plon, Paris.
- CHARON (J.): *L'Esprit cet inconnu*. Ed. Albin Michel, Paris.
- *Théorie de la relativité complexe*. Ed. Albin Michel, Paris.
- GUILLÉ (E) et HARDY (C): *L'Alchimie de la Vie*. Ed.du Rocher, Monaco.
- GUILLOT (R.P.): *Le Maître Philippe de Lyon*. Ed.Les 2 Océans, Paris.
- HAMER (R.G): *Fondement d'une Médecine Nouvelle*. Ed. Verlang Amici Dirk, Cologne.
- HARPER (H.A.): *Précis de Biochimie*. Ed. Les presses de l'Université Laval, Québec.
- HEINDEL (M.): *La Cosmogonie des Rose-Croix*. Ed.JEP, Paris.
- JUNG (C.C.): *Commentaire sur le Mystère de la Fleur d'Or*. Ed. Albin Michel, Paris.
- KAYSER: *Physiologie*. Ed.Flammarion, Paris.
- KERVRAN (L.): *A La découverte des transmutations biologiques*. Ed.Courrier du Livre, Paris.
- LOYOLA (I.de): *Exercices spirituels*. Ed.Maisonneuve, Metz.
- MALLASZ (G): *Dialogues avec l'Ange*. Ed.Aubier-Montaigne, Paris.
- MASSON (R.): *Soignez-vous par la Nature*. Ed.Albin Michel, Paris.
- MONOD (J.): *Le Hasard et la Nécessité* (《偶然性和必然性》). Ed.Seuil, Paris.
- MOORE (K.L.), DALLEY, (A.F.), BEAUTHIER (J.P.): *Anatomie Médicale*. Ed.de Boeck Universit.
- MUDRY (P): *La Préface du De Medicina de Celse*. Institut Suisse de Rome.
- PACIOLI (L.): *De la Divine Proportion*. Ed.Librairie du Compagnonnage,

Lyon.

- PICHON (J.-C.)：*Les Cycles du Retour Eternel*. Ed，Laffont，Paris.
- PLATON（柏拉图）：*Le Timée*（《对话录》）.Ed.des Belles-Lettres，Paris.
- RUYER (R.)：*La Gnose de Princeton*.Ed.Fayard，Paris.
- SOUZENELLE（A.de）：*De l'Arbre de Vie au schéma corporel*.Ed.Dangles，St-Jean de Braye.
- TAVERA (M.)：*La Mission Sacré*.Ed.OCIA，Paris.
- TEILHARD DE CHARDIN (P.)：*Le Phénomène Humain*. Ed. Seuil，Paris.
- Le Milieu Divin，Ed.Seuil，Paris.
- ZUKAV (C.)：*La danse des éléments*.Ed.Robert Laffont，Paris.

其他技术

- BERTHERAT (Th.)：*Le Corps a ses raisons*. Ed.Seuil，Paris.
- CLERC (R.)：*Yoga de l'Energie*.Ed.Courrier du Livre，Paris.
- DESPEUX (C.)：*Tai Ki Kiuan*（《太极拳》），*technique de longue vie，technique de combat*. Ed.Collège de France，Institut des Hautes Etudes Chinoises.

针灸：125个变化
能量组织

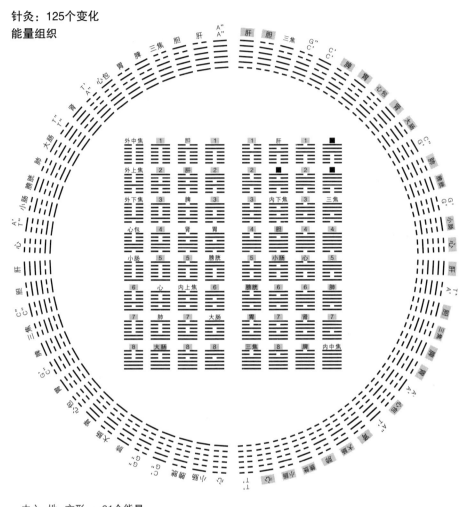

- 中心–地–方形–：61个能量
- 外三焦与内三焦   −6
- 8个四联中心（从1到8）   −32
- 11个脏腑（灰底）   −11
- 12条经别   −11
- 3个无意义密码子：■

- 外围–天–圆周：64个能量
- 8条双侧奇经八脉（从T'T"到A'A"）   −16
- 12条双侧正经   −24
- 12条双侧经筋   −24

《易经》、针灸、脏腑与经脉

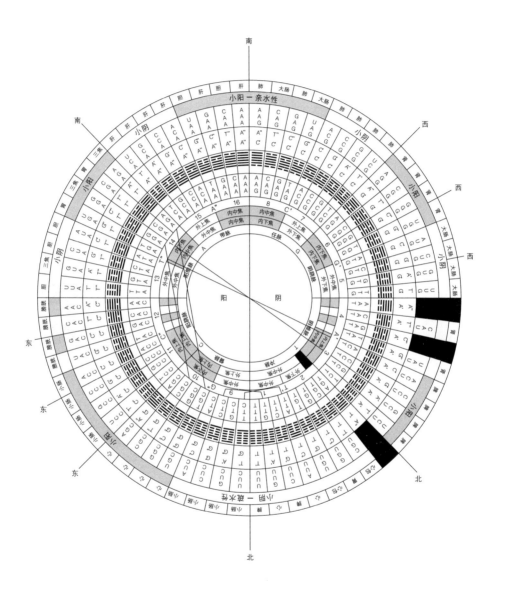

参考文献

DNA与《易经》

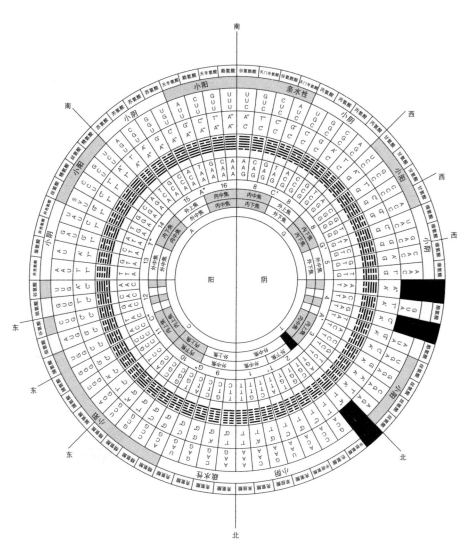

- 两条半股线呈平面图
  - DNA双股螺旋：第6个圆圈
  - 信使RNA–传输的RNA：第9个圆圈
- 氨基酸：外围的圆圈
  - 亲水性：灰底
  - 疏水性：白底

《易经》与西方星相学

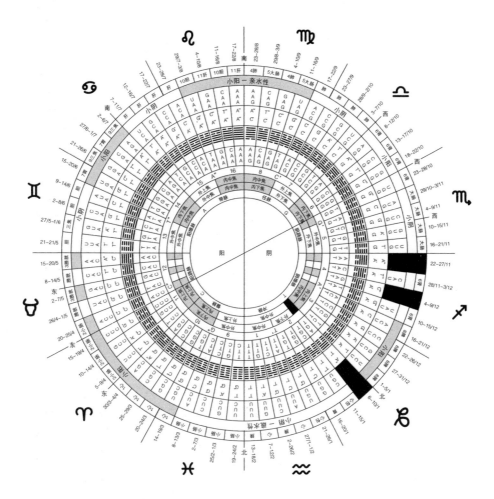

P：肺　　CR：心
GI：大肠　IG：小肠
R：肾　　V：膀胱
Rt：脾　　TR：三焦
MC：心包　F：肝
E：胃　　VB：胆

元素周期表

以短线框成的元素源自其他元素的衰变
以点线框成的元素已被人工合成
117号元素当时尚未被发现

族→ ↓周期	1 IA	2 IIA	3 IIIB	4 IVB	5 VB	6 VIB	7 VIIB	8 VIIIB	9 VIIIB	10 VIIIB	11 IB	12 IIBI	13 IIIA	14 IVA	15 VA	16 VIA	17 VIIA	18 VIIIA
1	1 氢																	2 氦
2	3 锂	4 铍											5 硼	6 碳	7 氮	8 氧	9 氟	10 氖
3	11 钠	12 镁											13 铝	14 硅	15 磷	16 硫	17 氯	18 氩
4	19 钾	20 钙	21 钪	22 钛	23 钒	24 铬	25 锰	26 铁	27 钴	28 镍	29 铜	30 锌	31 镓	32 锗	33 砷	34 硒	35 溴	36 氪
5	37 铷	38 锶	39 钇	40 锆	41 铌	42 钼	43 锝	44 钌	45 铑	46 钯	47 银	48 镉	49 铟	50 锡	51 锑	52 碲	53 碘	54 氙
6	55 铯	56 钡	*	72 铪	73 钽	74 钨	75 铼	76 锇	77 铱	78 铂	79 金	80 汞	81 铊	82 铅	83 铋	84 钋	85 砹	86 氡
7	87 钫	88 镭	**	104 钅卢	105 钅杜	106 钅喜	107 钅波	108 钅黑	109 钅麦	110 钅达	111 钅仑	112 Uub	113 Uut	114 Uuq	115 Uup	116 Uuh	Uus	118 Uuo

* 镧系元素

57 镧	58 铈	59 镨	60 钕	61 钷	62 钐	63 铕	64 钆	65 铽	66 镝	67 钬	68 铒	69 铥	70 镱	71 镥

** 锕系元素

89 锕	90 钍	91 镤	92 铀	93 镎	94 钚	95 镅	96 锔	97 锫	98 锎	99 锿	100 镄	101 钔	102 锘	103 铹

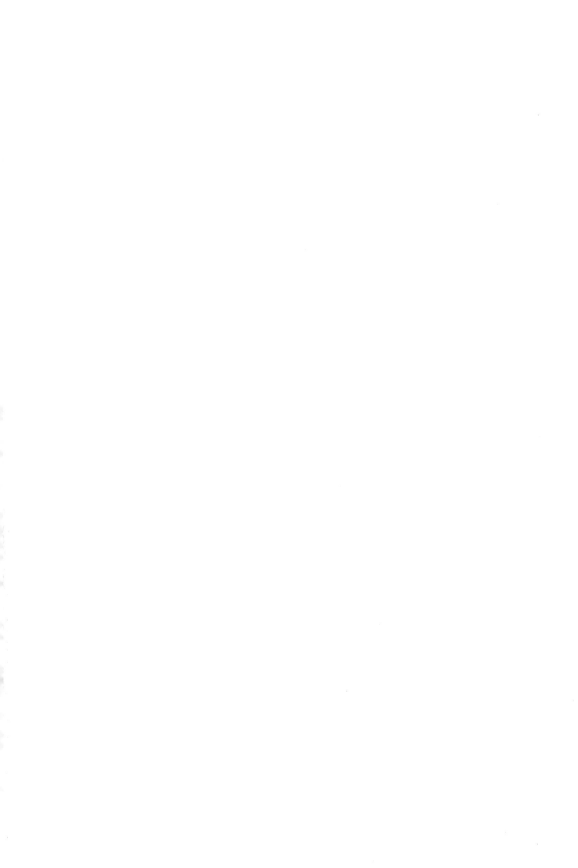